全国中等卫生学校教材

护理心理学

主编　胡佩诚
编者　（按姓氏笔画为序）
苏　英　吴任钢
胡佩诚　甄宏丽

北京大学医学出版社

HULI XINLIXUE

图书在版编目（CIP）数据

护理心理学/胡佩诚主编．—北京：北京大学医学出版社，2009（2016.7 重印）

ISBN 978-7-81116-755-9

Ⅰ．护… Ⅱ．胡… Ⅲ．护理学：医学心理学－专业学校－教材 Ⅳ．R471

中国版本图书馆 CIP 数据核字（2009）第 055722 号

护理心理学

主　　编：胡佩诚

出版发行：北京大学医学出版社

地　　址：（100191）北京市海淀区学院路 38 号　北京大学医学部院内

电　　话：发行部 010－82802230；图书邮购 010－82802495

网　　址：http://www.pumpress.com.cn

E－mail：booksale@bjmu.edu.cn

印　　刷：北京瑞达方舟印务有限公司

经　　销：新华书店

责任编辑：陈　奋　　**责任校对**：金彤文　　**责任印制**：张京生

开　　本：787mm×1092mm　1/16　**印张**：9.5　**字数**：240 千字

版　　次：2009 年第 1 版　2016 年 7 月第 5 次印刷

书　　号：ISBN 978-7-81116-755-9

定　　价：15.00 元

前　言

本书是以2007年胡佩诚主编的《医护心理学》为基础的。

2008年对于中国乃至世界来讲都是举足轻重的一年。面对自然灾害、经济危机的严峻形势，身处市场经济、科学技术飞速发展的中国，希望、困惑、机遇、挑战都在撞击着人们的心灵。医学模式改变以来，随着医疗体制改革的不断深入，医护工作越来越受到重视，病人对医护工作者的要求也日益提高，医护心理学越来越显示出强大的生命力和巨大的社会需求。

本书将比较系统地介绍到目前为止，世界上发展得较为完善的护理心理学的理论与方法。从理论到实践，从观念到操作，力求提升本书的理论性、实用性和可读性。

本书是为护理学科编写的教材。本书的结构是一个新的构架，综合了国内外相关教科书的优点，对大量的临床问题进行了深入的探讨，特别是结合了护理心理学的研究问题。

相信本书的出版，对于临床工作的心理学工作者的知识系统是一个很好的补充，同时对于医护学生在临床护理心理问题的训练中也是一本很好的教材。

我们希望通过本书的学习，能为大家带来一些应对压力与困惑的方法，更重要的是能让广大的医护人员在临床工作中，学会一些新的思路，找到新的方法。

全书共分10章，前9章为护理心理学的理论，第10章是紧密结合临床心理护理工作的内容。

护理心理学是一门比较年轻的学科，许多内容还正在发展与研究中，如果书中有不妥之处，望大家批评指正。

本书适合于临床、中医、公卫、口腔、药学、护理等专业的学生及临床各科的医护工作人员阅读。

谨此向所有支持与帮助本书出版的同志们表示衷心的感谢！

编者

2009年5月于北京

目 录

第一章　绪　论

学习目标

完成本章学习内容后，学生应能：

1. 掌握心理及护理心理学的概念
2. 熟悉心理健康的标准
3. 了解心理社会因素对健康的影响
4. 掌握心理现象的概念和内容

第一节　概　述

一、基本概念

（一）心理学与护理心理学

人心理的实质是脑对客观现实主观、能动的反映。心理学是研究心理现象发生、发展规律的科学。它有很多分支，有以探索心理现象和人格特征的表现为目的的基础理论研究，也有把心理学的原理和规律应用于不同领域、解决各种实际问题的应用心理学。因此，心理学和其他学科相结合形成了很多相应的交叉学科。

护理心理学就是心理学与护理学相结合而形成的一门交叉学科，研究在护理情景这个特定的社会生活条件下，个体心理活动发生、发展及其变化规律，以维护个体的心理健康水平，全面增进健康。

（二）心理健康

1948年，世界卫生组织（WHO）在宪章中明确指出："健康乃一种在身体上、心理上和社会适应功能上的完好状态，而不仅仅是没有疾病。"这是整体健康的观点。现代医学模式强调健康包括身体健康和心理健康两方面。没被诊断患有躯体和精神科的各种疾病，只能说明身体是健康的。

完整的健康概念应包括生理、心理和社会功能三方面的良好和完整状态。而疾病是指产生症状或体征的异常生理或心理状态。目前对健康和疾病的界定同时重视社会环境对个体的影响及个体对外界刺激的认识和评价作用，即许多社会因素都必须通过心理因素的中介，构成心理刺激才引起心身两方面不同程度的反应，产生致病作用或治疗作用。这提示，人们在社会生活中要使个体行为与外界环境保持相对和谐一致，才有利于健康。

如图1-1所示，健康与疾病不是截然分开的，而是同一序列的两端。

1. 在健康序列的分布中，人群总体健康程度呈常态分布，中等健康水平者居多。

2. 某个个体的健康状况，是根据他所在的自然与社会环境和其自身内环境的适应状态不断变化发展的。

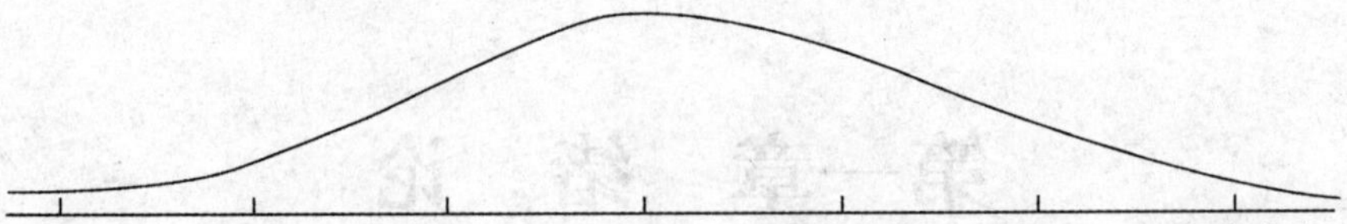

图 1-1　健康序列分布示意图

3. 真正圆满的健康（康宁）状态是一种理想，只有少数人或在个别情况下才能达到，大多数人在通常情况下只是生活得比较“健康”。

现代生物心理社会医学模式强调，健康包括身体健康与心理健康两方面，二者具有同等重要的地位。人们不单要注意饮食卫生、环境卫生及生理卫生以保证身体健康，也必须注重心理卫生以确保心理健康。

心理健康的定义是指以积极有效的心理活动、平稳正常的心理状态，对当前和发展着的社会环境保持良好的适应功能。

二、心理健康的标准

关于心理健康的标准，各国学者从不同的角度得出了不同的结论。下面介绍一下我国学者许又新教授提出的心理健康三项标准：

1. 个人的主观体验标准

（1）良好的心境

首先是心情愉快，如果一个人很长时间没有愉悦的感觉，他的心理肯定是不健康的。在积极的情绪状态下，人对自己心情的变化才能作出良好的自我调控。

（2）恰当的自我评价

自我评价过低，没有信心和勇气，会经常体验自卑的痛苦；自我评价过高，给自己定的目标也容易过高，潜伏着易受挫折和自我苛求的危险。其实过分的自傲就是自卑的另一个极端。无论自卑还是自傲，都是缺乏恰当的自我评价的表现，容易受周围环境因素的影响，没有坚定的意志。

2. 操作标准

（1）心理效率

是通过测验手段对人的各种心理功能进行定性或定量的评定。评定一个人的心理健康水平不仅要判断他的聪明才智如何，而且要看他的聪明才智在他的生活、学习和工作中是否得到了充分的利用和发挥。

（2）社会效率

主要包括工作（学习）效率和人际关系两个方面。工作效率高不仅指单位时间完成的工作量大，还指工作质量高、错误少，能在发生错误时及时纠正。另外，良好的人际关系不仅是心理健康的标志之一，也对健康有促进的作用。人际关系处理不好，往往是致病的重要因素。

3. 发展标准　发展标准是在时间轴上对人的心理状态作纵向的回顾或展望，即“心理年龄”的状况。成熟是衡量成人心理健康的尺子。一个人有明确的目标，有向较高水平发展的可能性，并能很好地自我调控，把理想变为切实可行的行动，是心理健康的标志。

第二节 心理社会因素对健康的影响

随着科学技术水平的不断提高，人类社会正在经历着前所未有的快速发展。在生活水平得到了大幅提高以后，人们对健康的要求也越来越高。同时，人类的疾病谱也发生了很大的变化。由于医学技术的长足发展，那些曾经十分凶险的传染性疾病和感染性疾病已经不再是扼杀人类生命的罪魁祸首了；取而代之的是那些由于高度的文明带来的激烈的竞争、快节奏的生活、拥挤狭窄的生存空间、不良的生活方式等因素引起的与心理社会因素密切相关的心身疾病。因此，人们逐渐认识到，影响健康的因素不单是纯生物因素。

一、心理社会因素的概念

心理社会因素是指个体在日常生活中所处的情景及所遭遇到的各种事件的总称，它是一种作用于个体的因变量，它必须通过人的心理中介才能发挥作用。各种社会、文化的外在信息作为一种心理社会因素，作用于具有各自个性特征的个体，个体则对其作出具有自身特点的反应。

二、心理社会因素对健康的影响

在现实生活中，人们总会遇到各种各样的问题和困难。很多愿望、目的不能实现，工作生活的各种压力，被迫适应不断变化的社会环境等，以上种种情况，会或多或少地影响个体的身心健康，甚至导致疾病的发生。

（一）心理应激

心理学上常用的心理社会因素泛指心理应激原或应激因素。可见，心理应激是心理社会因素对健康的重要影响之一（将在第七章中详细介绍）。

（二）心身疾病

广义的心身疾病就是指心身障碍，它是指心理社会因素在发病、发展过程中起重要作用的躯体器质性疾病和躯体功能性障碍。这显然也是心理社会因素对健康的又一重要影响（将在第七章中详细介绍）。

第三节 心理现象概述

心理学是研究心理现象发生、发展规律的科学。心理现象是我们研究的对象，掌握心理现象的概念及内容是学习心理与精神护理的基础。

一、心理现象

心理现象（mental phenomena）是心理活动的表现形式。一般把心理现象分为心理过程（mental process）和人格（personality）两个统一不可分割的方面。

（一）心理过程

心理过程是指人心理活动的发生、发展的过程。具体地说，是指在客观事物的作用下，在一定的时间内，大脑反映客观现实的过程。它包括三个方面：

1. 认识过程　认识过程是人脑对客观事物的现象和本质的反映过程，包括接受、加工、储存和理解各种信息。认识过程从感觉开始，感觉、知觉、记忆、思维等都是认识过程的有机组成部分。

2. 情感过程　人在认识客观事物的时候，由于客观事物的不同特点和客观事物与人之间的不同关系，其对客观事物采取一定的态度并产生某种主观体验，如满意或不满意、愉快或不愉快等态度的体验，这种主观体验过程就是情感过程。

3. 意志过程　在认识和改造世界的活动中，人不仅能认识事物并产生一定的情绪、情感，而且还能有意识地自觉地确定目的，并根据目的调节支配自身的行为。克服困难、去实现预定目标的心理过程叫意志过程。

这三者是互相联系、互相制约的。认识过程是基本的心理过程，情感与意志是在认识的基础上产生的；同时，人的情感和意志对人的认识也有重要影响。

在人的心理过程，特别是认识过程中，还伴随着一种重要的心理现象，就是注意。注意是心理活动或意识对一定对象的指向和集中。注意的主要作用是对客观对象的选择和保持，使人能清晰地认识事物并能保证持续地进行某种活动至完成。

（二）人格

人格也称个性，是决定一个人适应环境的独特的行为模式和思维方式，是一个人比较稳定的心理特征的总和。主要包括以下三部分：

1. 人格倾向性　是人进行活动的基本动力，是活动倾向方面的特征，如需要、动机、兴趣、观点、信念等。这些内部倾向使人以不同的态度和不同的程度组织自己的行动，并对行为进行调节和控制。

2. 人格特征　是表现一个人稳定的典型特征，包括能力、气质和性格。能力即完成某种活动的潜在可能性的特征；气质即心理活动的动力特征；性格即为完成活动任务的态度和行为方式方面的特征。

3. 自我意识　是意识的一种形式，是一个人对自己本身的一种意识。由自我认识、自我体验和自我调控等方面构成。如对自己的心理特点、人格品质、能力和自身社会价值等方面的自我认识和自我评价；对自我的体验，如自豪、自爱、自卑和自暴自弃等；或对自身的心理和行为主动地掌握和调控。新生婴儿是没有自我意识的。自我意识的产生和发展过程是个体不断社会化的过程，也是人格特征形成的过程。自我意识是人格结构中的组成部分，是一种自我调节系统。

二、心理活动的整体性

人的心理现象是在时间上展开的，这个过程可能发展得很快，甚至几乎是瞬间完成的。把心理现象分为心理过程和人格两个方面，是为了帮助学习者进行学习和研究。从心理现象发生的时间先后顺序来看：情感和意志建立在认识的基础上，并随之深化而发展；认识过程受到情感和意志影响；情感作为动力因素影响着意志，意志又丰富着情感。

心理活动的整体性在个性心理方面的表现是：①个性倾向渗透于心理特点之中；②人的个性是在心理过程的基础上形成的，个性通过心理过程表现出来，个性积极地影响心理过程，心理过程带着个性色彩。

第二章　认识过程

学习目标

完成本章学习内容后，学生应能：

1. 掌握感觉、知觉、记忆、思维的概念
2. 掌握知觉的特性
3. 了解遗忘曲线的意义及记忆的规律和特点
4. 了解解决问题的思维过程
5. 熟悉想象和创造的概念

第一节　感觉与知觉

一、感觉

（一）感觉的概念

感觉（sensation）是人脑对当前直接作用于感受器的客观事物的个别属性的反映。感觉是最简单的心理过程，是各种复杂的心理过程的基础。感觉是人认识事物的开端，是知识的源泉。一切较高级和较复杂的心理活动都是在感觉的基础上进行的。例如我们可以通过眼睛反映物体的颜色，这属于视觉；通过耳朵反映物体发出的声音，这属于听觉；通过鼻子反映物体发出的气味，这属于嗅觉；通过皮肤接触感受物体的温度或软硬程度，这属于皮肤觉等。其中每一种特性都是该事物的一种属性。感觉只能反映作用于感受器的事物的个别属性，如事物的颜色、明暗、声调、气味、软硬等，不能反映事物的整体及其联系和关系。因此，仅靠感觉，还不能知道所反映的事物是什么。

（二）感觉对人的意义

1. 感觉是人们认识世界的开端。通过感觉，人们既能认识外界事物的颜色、明度、气味、软硬等属性，又能认识自身机体的状态，如冷、暖、饥、渴等，从而有效地进行自我调节。借助于感觉获得的信息，人们可以进行更复杂的知觉、记忆、思维等活动，从而更好地反映客观世界。

2. 感觉是维持正常心理活动的重要保障。实验表明，在动物个体发育的早期进行感觉剥夺，会使动物的感觉功能产生严重缺陷。当一个人在尽可能少的视觉、听觉和触觉信息出现的环境下生活4天，个体的生理、心理功能都有不同程度的损害，并会感到难以忍受的痛苦，有的人甚至产生幻觉。感觉剥夺会使人的思维过程混乱、出现幻觉、注意力不能集中，甚至还会有严重的心理障碍。实验表明，人类也无法长时间忍受全部或部分感觉剥夺，感觉是人们进行正常心理活动的必要条件。

在许多实践领域中，如果能够根据感觉的规律安排生活和工作环境，就可以提高生活质量和工作效率。如适宜的灯光照度可以提高生产效率；仪表、机床上合理的开关位置及颜色搭配有利于操作并可减少差错；还可利用颜色对人情绪的影响来改善医疗、生活和工作环境，促进心身健康。

（三）感觉的分类

1. 外部感觉　人的感官对外部信息的觉察就是外部感觉。外部感觉又可分为远距离感觉和近距离感觉。远距离感觉包括视觉、听觉和嗅觉，它们提供位于身体以外具有一定距离的事物的信息，对人类的生存有重要意义，是各种感觉中发展得最好的感觉。其中视觉是人类最重要的一种感觉，人类从外界获得的信息中，有80%来自视觉。近距离感觉提供位于身体表面或接近身体的有关信息，包括味觉和皮肤觉。皮肤觉又可细分为触觉、温度觉和痛觉。

2. 内部感觉　人的感官对内部信息的觉察就是内部感觉。内脏觉反映机体内部各器官所处的状态，如饥饿、口渴、腹痛等；运动觉感受身体运动与肌肉和关节的位置；平衡觉由位于内耳的感受器传达关于头部位置的信息。

（四）感受性及其测量

1. 感受性　感觉器官对适宜刺激的感觉能力叫感受性（sensitivity）。并不是所有适宜刺激都能引起感觉。人的感官只对一定范围内的刺激作出反应，如人们觉察不到落在皮肤上的灰尘，听不见戴在手腕上的手表滴答声，只有刺激达到一定强度时才能引起人们的感觉。

2. 感觉阈限　感受性的大小可用感觉阈限（sensory threshold）来度量。能引起感觉的、持续一定时间的刺激量称为感觉阈限。每一种感觉都有两种类型的感受性和感觉阈限。

（1）绝对感受性和绝对感觉阈限：绝对感受性是指感觉出最小刺激量的能力。刚能引起感觉的最小刺激量被称为绝对感觉阈限。例如视觉可以对7～8个光能量子起反应，低于此绝对感觉阈限的刺激则感觉不到。绝对感受性和绝对感觉阈限在数量上成反比关系，绝对感受性越高，引起感觉的绝对感觉阈限越低，也就是引起感觉的刺激量越小。

（2）差别感受性和差别感觉阈限：当两个或两个以上刺激物同时出现或先后出现时，能够分辨同时或先后出现的刺激物之间的最小差异量的感觉能力，叫差别感受性。这种刚刚能引起差别感觉的刺激间的最小差异量，叫差别感觉阈限。

不同的人对刺激的感受性是不同的。年龄、身体状态、情绪状态、个人意向等因素对感受性都有明显影响。人的一生中，感受性随年龄增长呈现先上升后下降的变化，青年期达高峰，老年期感受性普遍下降。人进入老年期后，对视、听、味、嗅的感觉越来越迟钝，但对痛的感觉有上升的趋势。当人患病时，可能产生感觉异常，变得对声、光、温度等非常敏感，甚至对自己内脏的活动及身体的姿势也非常敏感，经常会抱怨太冷、太热、被子太沉、枕头太低等，因此护士对病人感受性的变化应有正确认识，并尽量采取措施减少让病人感觉不适的刺激。当人处于疲劳状态时，感受性降低。

（五）感受性变化的规律

1. 适应　刺激物持续作用于感觉器官，引起感受性改变的现象叫适应。例如人将手放在热水中，起初觉得很热，但不久热的感觉逐渐减弱，这就是皮肤对温度的适应现象。适应可使感受性提高或降低，这对于人适应环境变化有很重要的生物学意义。最典型的适应现象是视觉中的“明适应”与“暗适应”。视觉的明适应和暗适应现象是人们都曾感受过的，暗适应可以使人在微光下提高感觉能力，看清周围事物，明适应可以避免强光对眼的伤害。

“入芝兰之室，久而不闻其香；入鲍鱼之肆，久而不闻其臭。”这是嗅觉适应现象。现实生活中，我们都有味觉适应的经验。如果我们把一种物质放进嘴里，很快，物体的味道就消失了。而且，对一种味道的适应能显著地影响到随后吃进的东西的味道。例如，当我们吃了甜的食物，再吃酸的食物时会觉得更酸。

大部分感觉都有适应现象，但各种感觉的适应速度和程度有很大差别。温度觉、压觉适应很快；嗅觉的适应速度也比较快，但有一定的选择性，有些气味适应较快，对另一些气味则较慢；听觉的适应不太明显；而痛觉则很难适应。

适应可引起感受性的提高，也可引起感受性的降低。适应的一般规律是持续作用的强刺激使感受性降低，而持续作用的弱刺激使感受性增高。感受性水平适应性调节的生物学意义是很明显的，它可以提高人对弱刺激的觉察能力，并在超强刺激下防止分析器过分兴奋，使人能够更好地适应周围环境的变化，与环境保持平衡，这对维持正常生命活动具有积极作用。

2. 感觉对比　感觉对比是指同一感受器接受不同的刺激而使感受性发生变化的现象。例如，把一个灰色小方块纸放在黑色背景上看起来灰色显得亮些，放在白色的背景上则显得暗。物体的颜色会受到它周围物体颜色的影响而发生色调的变化，这是两种感觉在同时对比时所产生的变化（图 2-1）。再如吃完苦药后再吃糖会觉得糖更甜，吃完糖后再吃苹果，会觉得苹果是酸的。这是两种感觉在继时对比时所产生的影响。又如，当人咬紧牙关或紧握拳头时，身体其他部位的疼痛感觉要轻一些；手术后伤口的疼痛在寂静的夜晚会有所加重。

在工业生产中，各种机器设备、管道等的表面颜色设计，都应考虑到对比现象。例如，机器设备的表面，采用浅灰、浅蓝或浅绿色，可以和墙壁的颜色调和，减弱对比，以减少视觉的疲劳。机器的重要操作部分则采用淡黄、白色或红色，加强对比，便于识别，以提高工作效率。

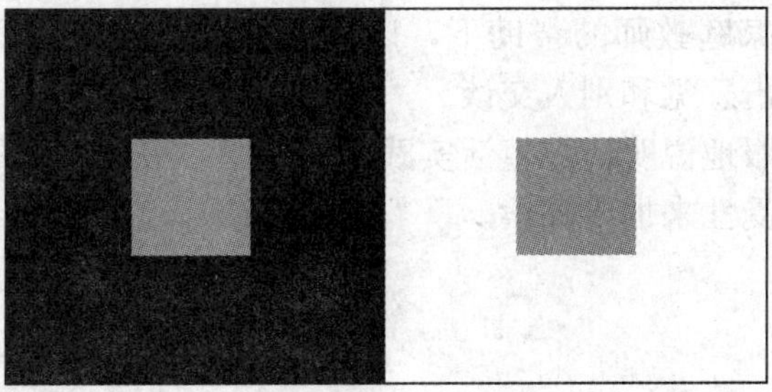

图 2-1　同时对比

感觉对比可以增强感觉之间的差别，使人更好地区分不同的物体。对工作中关键部位加强对比可以提高效率，防止差错，对次要事物减小对比可以减少视觉的疲劳。

3. 感觉的相互作用　指一种感觉在其他感觉的影响下发生感受性的变化。例如，视分析器感受性可在弱的乐音听觉影响下提高，在强的马达噪声影响下降低。而强烈的声音刺激可使牙痛更厉害。在红光照明下的物体看起来比在蓝光照明下的大一些。

味觉、嗅觉和平衡觉都会受到其他感觉的影响而发生某种变化。例如食物的颜色和温度会影响人对食物的味觉。摇动的视觉形象会使平衡觉破坏，产生呕吐现象。生活中，我们能体验到味觉和嗅觉的相互作用。如果闭上眼睛、捏住鼻子，我们将分不清嘴里吃的是苹果，还是土豆；感冒的人常常味觉不敏感。

4. 联觉　联觉（synesthesia）是指一种感觉兼有另一种感觉的心理现象，是感觉相互作用的一种特殊表现。最常见的是视听联觉，尤其是色听联觉较易出现，即听到一种声音会引起一种色觉。通常是低音引起深色觉，高音引起浅色觉。颜色刺激也容易产生联觉。如红、橙、黄等颜色类似太阳和烈火的颜色，往往使人产生温暖的感觉，这些颜色被称为暖色；蓝、青、紫等色，与蓝天、海水、森林的颜色相近，使人感到凉爽甚至寒冷，被称为冷色。此外，红、橙、黄等暖色还能引起接近感，有向前方突出的感觉。利用这些颜色装饰房间，可使宽大的房间在感觉上变小。冷色的效应正好相反，它们能产生深远感，有向后方退出的感觉，这些颜色能使狭小的房间在感觉上变大。

不同的颜色能引起不同的心理效应，在建筑设计和环境布置等方面应当考虑联觉。医院病房可根据联觉对不同病情起有益的影响。研究证明，淡蓝色可引起凉爽的感觉，对高热患者有益；黄色可刺激食欲；绿色对心理活动有缓和作用；而玫瑰色能使抑郁、消沉的情绪振奋起来。工厂车间的色调选择也应考虑色觉的联觉现象。在余热较多的车间内宜用冷色，使人产生凉爽的感觉，可以起到辅助降温的作用。

5. 感受性的发展与补偿　感受性代表感觉的能力。它是在先天遗传因素的基础上，结合后天的生活经验而发展成熟的。因此，人的感受性不仅能在一定的条件下发生暂时性的变化，而且能在个体实践活动和有意训练中获得提高与发展。由于每个人的生活实践不同，人的各种感觉感受性发展各异。通过职业的训练，可使某些人的某种感觉的感受性明显高于一般人。例如，染色专家可以区分 40～60 种灰色色调，这是未经训练的人绝对达不到的。

丧失某种感觉能力的人，由于适应生活的需要，可以在生活实践中发展其他健全的感觉来弥补。如失去听觉的人，他们可以凭着振动感觉来欣赏音乐。盲人有高度灵敏的听觉、触觉和嗅觉，还有敏锐的振动觉，在街上行走时可凭借振动觉感受到障碍物。美国女教育家海伦·凯勒（Hellen Keller）在 2 岁时因患猩红热而导致失明和失聪，她虽然又盲、又聋、又哑，但在自己的努力和家庭教师的帮助下，以优异的成绩读完大学。她手指的触觉特别灵敏，可以利用手指的敲击感觉和别人交谈。

许多事例都令人信服地说明，在生活实践和训练中，一种感觉的感受性有了缺陷，可以通过提高其他感觉的感受性来加以补偿。

二、知觉

（一）知觉的概念

知觉（perception）是人脑对直接作用于感受器的客观事物整体属性的反映。当客观事物作用于人的感受器时，人不仅能够反映这个事物的个别属性，而且可以通过各种感受器的协同活动，在大脑里将事物的各种属性联系起来，整合为一个整体，形成一个完整的映象。这种对客观事物和机体自身状态的感觉和解释就是知觉。

日常生活中，我们很少意识到孤立的感觉，因为我们总是把对事物的各种感觉信息综合起来，并根据自己的经验来解释事物。也就是说，我们通常是以知觉的形式来反映事物的。例如，我们看到的红色，不是脱离具体事物的红色，而是红旗的红色，或红花、红衣、红车等的红色；对于听到的声音，我们总是知觉为言语声、流水声或汽车声等有意义的声音。

感觉和知觉是两种不同而又不可分割的心理过程。感觉是知觉的基础，但知觉并不是感觉的总和。知觉在很大程度上依赖于人的主观态度和过去的知识经验。人的态度和需要使知觉具有一定的倾向性，知识经验的积累使知觉更丰富、更精确和更富有理解性。例如，我们对黑板的知觉，不是黑色、硬度和长方形的简单总和，而是加进个人过去的知识经验，把黑板的各个属性结合成一个整体并理解它。

知觉不是消极的反映，而是积极主动地认识周围世界的过程。当知觉的对象不能认识、理解时，人就会对此对象作出各种假设，把知觉的对象与过去知觉过的许多对象进行比较，以便知觉当前的事物。

（二）知觉的基本特征

1. 知觉的选择性　客观世界是丰富多彩的，每时每刻作用于人的感觉器官的刺激是非常多的，但人不可能对同时作用于感觉器官的刺激全部都清楚地感受到，也不可能对所有的刺激都作出相应的反应。我们总是把某些事物作为知觉的对象，其他事物作为知觉的背景，这就是知觉的选择性，即我们总是选择某些事物或事物的某些特性作为我们知觉的对象。知觉的对象能被我们清晰地感知，知觉的背景只是被我们模糊地感知。例如，上课时，当我们注意看黑板上的字时，黑板上的字成为我们知觉的对象，而黑板、墙壁、老师的讲解、周围同学的翻书声等便成为知觉的背景；当我们注意听教师的讲解时，教师的声音便成为我们知觉的对象，而周围同学的翻书声、进入视野的一切便成为我们知觉的背景。

知觉的对象和背景之间的关系是相对的，这表现在知觉的对象和背景可以互相转换。如图 2－2 所示，当我们把图中白色部分作为知觉的对象，黑色部分作为知觉的背景时，我们看到的是一个杯子；当我们把图中黑色部分作为知觉的对象，白色部分作为知觉的背景时，我们看到的是两个侧面人头。

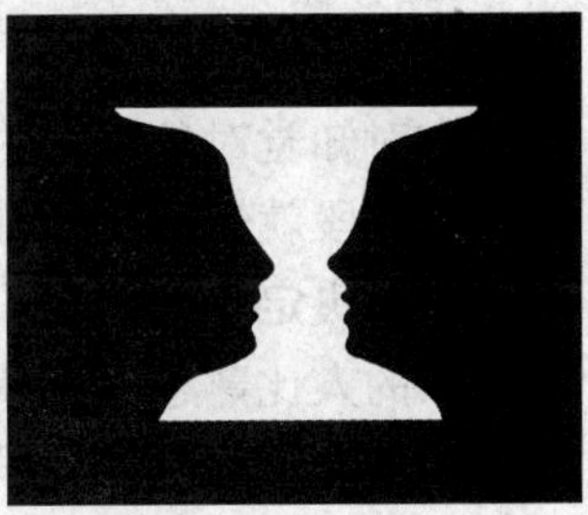

图 2－2　双关图

知觉对象的选择与很多因素有关，一般来说，强度较大、色彩鲜明、具有活动性的客体容易成为被选择的对象，客体本身组合得比较有规则，如简洁、对称和规律，也使它们容易被选择为对象。

实际上，知觉对象从背景中分离，与注意的选择性有关。当注意指向某个客体的时候，该客体就成为知觉的对象，其他客体成了背景；当注意从一个对象转向另一个对象的时候，原来的知觉对象就成为背景，原来的背景就成为知觉对象。因此，注意的选择性的规律也就是知觉的对象从背景中分离出来的规律。

2. 知觉的整体性　客观事物具有多种属性。当客观事物作为刺激物被人知觉时，人们不是孤立地反映刺激物的个别属性，而是反映事物的整体和关系。这就是知觉的整体性。

人之所以把具有不同属性、不同组成部分的对象感知为一个整体，是因为知觉对象的各种属性和部分是有机地结合在一起的，成为一个复合刺激物。不论这个复合刺激物是同时作用于同一感官或不同感官，或相继作用于同一感官或不同感官，复合刺激物的各种属性总是以统一的整体被感知。

知觉的整体性还表现在当人们感知事物的个别部分时，在观察者的心中仍能把缺少的部分补足，完成一个整体的形象，这是一个关闭过程（process of closure）。例如观看没有封口的圆环，缺柄的茶杯，没顶的三角形，看起来就会成为完整的东西。这说明，在将事物的部分整合为一个整体的知觉过程中，过去的知识经验常常能提供补充信息。

知觉的整体性提高了人们知觉事物的能力。但有时因知觉的整体性会使人们忽略了事物的部分或细节特征。如做校对工作时，有时难以发现句中的漏字或错字，这就是整体知觉抑制了个别成分的结果。

知觉的整体性是知觉的积极性和主动性的表现。它不仅依赖于刺激物的特点，而且依赖于个体的知识经验。人们往往把现在知觉产生的映象与记忆中保持的相似映象作比较，如果二者一致，就容易认识当前的事物，说明过去的知识经验有助于知觉当前的对象。

3. 知觉的理解性　在知觉过程中，我们总是根据已有的知识经验来解释当前知觉的对象，并用语言来描述它，使它具有一定的意义，这就是知觉的理解性。如图 2－3 所示，人们看到这张图时，不会只把它看成一些斑点的随意组合，会努力寻找图中斑斑点点之间的联系，并作出合理解释，不断地提出假设并检验假设，最后会给出合理的解释：画的是一条狗。

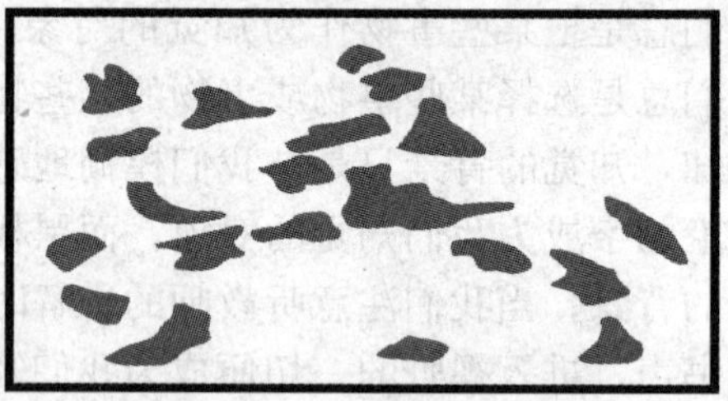

图 2－3　知觉的理解性

在对知觉对象理解的过程中，经验是最重要的。比如一首歌，如果是人们熟悉的，只要听一个片段就知道是哪首歌，并知道后面的旋律是什么。由于不同的人对歌曲的熟悉程度不同，因而决定了人们在识别歌曲之前所需要听到的那首歌的片段的长短也不同，不是很熟悉那首歌的人比熟悉那首歌的人需要听到的歌曲片段要长一些。

人的知觉与记忆、思维等高级认识过程有着密切联系。当感知对象时，在意识中会把感知的对象归入一定的类别或范畴，并用词来概括它。同一客观事物，知识经验不同的人，对它知觉的内容也不同。人对某一事物的知识和经验越丰富，对该事物的知觉也就越富有内容，对它的认识也就越深刻。一般来说，理解可以使知觉更深刻、更精确，并且可能提高知觉的速度。例如，我们看能够理解的句子，就不是一个个单字去看，而是一眼可以看好几个字，因为过去的经验补充了还没看到的一部分单字，自然加快了知觉的速度。

除了知识和经验以外，还有一些因素影响对知觉对象的理解。如图 2－4 所示，如果遮住上方和下方 12、14，我们会把中间的部分看成是英文字母 B；如果遮住左右的 A、C，我们会把中间的部分看成是阿拉伯数字 13。

12

A　　13　　C

14

图 2－4　部分对整体的依赖关系

为什么对同一个符号有不同的理解呢？那是因为这个符号所处的环境不同，因而人们的理解也就不同。此外，知觉的理解性还受人的情绪、动机、态度以及实践活动的任务等因素的影响。

4. 知觉的恒常性　当知觉的条件在一定范围内发生变化时，知觉的映象仍保持相对不变，这就是知觉的恒常性。构成视知觉恒常性的主要成分有四种，即亮度恒常性、颜色恒常性、形状恒常性和大小恒常性。

亮度恒常性指的是，在照明条件改变时，物体的相对明度或视亮度保持不变。例如，白衬衣不管是在屋里看还是屋外看，我们总是把它知觉为相同的白色；在强光下，煤块反射的光量远远大于暗处粉笔所反射的光量，但我们仍把煤块知觉为黑的，粉笔知觉为白的。

形状恒常性指的是，当我们从不同的角度看物体时，物体在我们眼中的成像会发生变化，但我们实际知觉到的物体的形状不会改变。例如，一个圆盘，无论如何倾斜旋转，而事实上所看到的可能是椭圆，甚至是线段，但我们都会当它是圆盘；一辆公共汽车，不论从正面看，还是侧面看，我们知觉到的公共汽车的形状都不会改变。

大小恒常性指的是，物体离我们近时在视网膜上的成像要大于物体离我们远时在视网膜上的成像，但我们实际知觉到的物体的大小不会因此而改变。例如，教师讲课时大都站在讲台上，有时也会走到学生的座位旁，教师在教室的不同位置时，其形象在学生眼中的成像大小是不同的，但学生看到的教师的大小却是不变的。

除了视觉以外，嗅觉、味觉、听觉、皮肤觉等都受经验的影响而保持知觉相对稳定不变的特性。知觉恒常性是一种相当普遍的现象。

知觉恒常性主要是过去经验的作用。人总是在自己的知识经验的基础上感知客观事物。当外界条件发生一定变化时，变化了的客观刺激物的信息与经验中保持的印象结合起来，人便能在变化的条件下获得近似实际的知觉形象。对知觉对象的知识、经验越丰富，在一定条件下，越有助于知觉恒常性的保持。

知觉的恒常性是有一定限度的，当距离、亮度等条件的变化很大时，知觉的恒常性就会受到破坏。如站在小山或高楼上，观看地面上的人或汽车，对他们的大小知觉就会改变，恒常性也难以完全保持。

知觉的恒常性在实际生活中具有重要意义。它使人摆脱了单纯物理刺激提供的信息去知觉。恒常性使人们在不同的条件下仍能按照事物的真实面目去知觉，从而保证人在丰富多彩而又不断变化的世界中能够稳定地反映客体，并根据事物的实际情况去适应环境。

（三）知觉的种类

人的知觉往往需要多种分析器进行协同活动。知觉的分类，一种是根据参与知觉的多种分析器中起主导作用的分析器作为分类的基础，即分成视知觉、听知觉、嗅知觉、味知觉、触知觉等；另一种是依据知觉对象存在的形式分为空间知觉、时间知觉、运动知觉等。这里只介绍一种与临床关系密切的痛知觉。

疼痛是个体对现实刺激和已储存的经验相互作用而产生的主观感受和体验。在身体许多部位都分布着大量游离神经末梢，是产生痛觉的主要感受器。体内各种感受器受到超强刺激均可引起疼痛，但痛觉与其他感觉相比，具有许多特点。痛觉不仅包含感觉成分，还包含有情感成分，并伴有自主神经活动改变和运动反应。如个体感受疼痛时常伴有紧张、焦虑、抑郁甚至恐惧等情绪变化，同时还有血压、心率、呼吸、汗腺等自主神经功能的改变，出现畏缩、逃避等运动反应。因此，疼痛与简单的感觉不同，它需要更高层次的脑部位的参与，属于知觉范畴。

疼痛是临床最常见的症状之一，几乎每个人都有过疼痛的体验。许多学科的学者们对疼痛进行了大量的研究，至今还没有一个令人满意的疼痛定义。

人们长期形成的观念，认为疼痛是因身体受到损伤或受到强烈刺激而引起的。如果这种观点正确的话，那么疼痛的程度应当与损伤的程度或与刺激的强度成正比。然而生活实践、临床观察以及实验研究都证实了人们在完全清醒有意识的状态下，损伤并不一定都感受到疼痛，切断传入神经也不一定完全使疼痛消失，而且幻肢痛的现象也无法解释。因此，疼痛的问题是一个复杂问题。产生疼痛的原因是多方面的、复杂的。人对感受到的刺激会结合已有的知识、经验作出认知评价，同时因人格特征不同和所处环境各异而使每个人对客观刺激作出不同的主观反映，并引起相应的情绪变化和其他反应。

众所周知，组织器官损伤或病变可以产生器质性疼痛，暂时性缺血或肌肉强烈收缩也可引起功能性疼痛，但心理学家和医学研究者都认识到，疼痛并不完全是躯体问题，而是具有很大心理成分的。心理活动可以夸大也可以缩小疼痛的强度和改变耐痛阈。耐痛阈是指机体能够接受的疼痛刺激的最高强度，是与心理因素高度相关的指标。此外，安慰剂常常能解除或减轻疼痛的事实，都证明疼痛存在着心理成分。

1. 影响疼痛的 7 种心理社会因素

（1）早期经验：早期经验是指人们对疼痛的感受和反应受幼年教育的影响。如父母对子女受到轻微伤害时是泰然处之还是过分惊慌，都会影响子女对伤害性刺激的反应强度。有人用狗做实验，把初生的小狗放在笼子中隔离饲养，不仅让它们没有和其他狗打架受伤的机会，同时也避免碰撞等其他方面对身体的损伤。这些狗长大以后能够忍受针刺，对碰着它的燃烧的火柴不能像正常环境中饲养的狗那样迅速避开，而是把鼻子伸向火柴反复地去嗅。这说明没有受过伤害的狗，不出现对伤害性刺激的通常反应，也没有情绪扰乱。由于缺乏以往的经验，它们对皮肤损伤刺激的知觉与其他狗是有差异的。有人认为痛知觉的产生与过去的经验和对此经验的记忆程度有关。

（2）产生疼痛的原因和对后果的评价：生活中可见他伤和自伤的人耐受疼痛的程度不同。在第二次世界大战期间，哈佛医学院的比彻（Beecher）曾观察战场负伤的士兵与受伤的市民，疼痛程度有明显的差别。负伤的士兵对大面积创伤，多数否认有疼痛或只有较轻的疼痛，要求使用止痛剂的人只有三分之一；而做相似手术或损伤程度相当的市民则有五分之四的人声称有剧痛，要求给予止痛剂。这一观察结果说明，疼痛体验的强度并不完全取决于组织损伤的程度，其中很重要的影响因素是损伤的原因和对后果的评价。市民认为接受外科手术是一种不幸事件，尤其是因工受伤或他伤时，这种不幸感更强，而士兵受伤则反而庆幸他能从战场上生还。

（3）情绪：人的情绪是影响痛知觉的重要因素。积极的情绪如愉快、兴奋或充满信心的时候，对伤害性刺激的敏感性降低，痛阈增高；相反，消极情绪如恐惧、焦虑、悲伤、失望等则使痛阈降低。当人的疼痛原因不明而本人又担心可能是患了严重疾病甚至“不治之症”时，则疼痛的感受会加剧。

（4）注意：如果把注意集中在一项任务上，能减弱对疼痛的感受。例如在足球比赛时，运动员全神贯注地踢球，这时受到一些伤害可能毫无觉察。一个人处于对疼痛的期待而引起的焦虑状态时，如期待手术或分娩，往往对疼痛更敏感，这是把注意力集中在将要产生的疼痛，增强了对疼痛的感受的结果。这时如果医护人员能用谈话等方式把患者的注意力转移，能起到减轻疼痛的效果。

（5）暗示：临床上对一些病人使用安慰剂可以起到止痛或缓解疼痛的效果，足以说明暗示具有止痛的作用。一般使用安慰剂时必须同时给予言语暗示，让病人相信使用的是止痛剂。暗示的效果主要取决于患者接受暗示的程度和暗示者被患者信任的程度。

（6）人格：人格特征对痛知觉有明显影响。不同人格的人对疼痛的敏感性和对疼痛的表达方式有很大差异。研究结果表明，倾向于焦虑、依赖的人比孤僻、死板者对疼痛的敏感性高，更容易产生疼痛体验。内向性格比外向性格的人更容易产生疼痛行为和表现。此外，性别、年龄、人种等都对痛阈和耐痛阈有影响。总的来说，男性比女性更能耐受疼痛；中、青年比老人和小孩更能耐受疼痛；白种人比黑种人更能耐受疼痛，黄种人最差。

（7）文化教育：在不同的文化环境和语言影响下，妇女分娩时的疼痛程度差别很大。在有些社会群体中，妇女的分娩很自然、顺利，表现的痛苦很小，往往在分娩后不久就能从事繁重的体力劳动。新中国成立初期，我国重视对妇女进行无痛分娩的教育也取得较好的效果。现在多数妇女通过文字、言语等影响，获得人量分娩疼痛的信息，因而对分娩产生了恐惧，以及分娩前对疼痛的期待，都增强了对分娩疼痛的体验。

通过对影响疼痛的心理学研究，不难看出疼痛的产生不仅受生理因素的影响，心理因素也起着重要的作用。疼痛是受过去经验的影响，对产生疼痛原因的理解和对后果评价等一些因素综合影响下产生的主观的、复杂的体验。

2. 疼痛的心理治疗　疼痛具有保护机体免受进一步损伤的功能。无痛觉人的身体常常有许多外伤的瘢痕，不仅腿、手、手指等处带有伤残，甚至舌尖也会被自己咬坏。他们因为没有疼痛的保护，多数人在年纪很轻时就死去。可见痛觉能使人及时避免和摆脱伤害性刺激，对躯体起到保护的作用。尽管如此，疼痛毕竟是令人难受的，甚至使人失去动作的能力，因此，疼痛的治疗越来越受到临床工作者的重视。

对疼痛的治疗，除用药物、针刺等手段镇痛外，心理治疗是不应忽视的一个方面。从20世纪70年代起，美国建立了许多疼痛诊所，采用心理治疗方法来减轻疼痛。他们认为疼痛是一种学习获得的行为。治疗方法是改变患者对疼痛的态度和消除疼痛行为（如诉苦、呻吟、畏缩、懒散等），平时这些行为往往得到亲友们出于好意的强化和鼓励。疼痛诊所主要用行为矫正的方法进行治疗。在治疗期间不允许医护人员及患者谈论疼痛（医生进行心理咨询时除外），使病人不能从疼痛中获得心理上的益处，并对那些表现出对疼痛不关心的病人给予照顾和奖励。此外，让病人处于忙碌状态，使他们没有时间考虑自己的疼痛。

生物反馈、催眠疗法、分散注意以及暗示技术等也可以用于对疼痛的心理治疗。

（四）错觉

对客观事物不正确的知觉就是错觉（illusion）。人的知觉并不总是正确地反映客观事物的，有时候也会产生各种各样的歪曲或错误。错觉是在特定条件下所产生的对客观事物歪曲的知觉，这种歪曲常带有固定的倾向，只要条件具备，它就必然产生。

在漆黑的夜晚，一个人走在街上，有时会把随风飘动的树影当成是人影，这可能是恐惧心理在作怪。但是，心理学所指的错觉与我们日常生活中的这些错觉有所不同。它不是指在异常病理或异常心理条件下发生的，而是在一般正常状态下必然发生的歪曲的知觉现象。错觉是在外界刺激或对象存在的条件下，我们的知觉不能正确地表达外界事物的特性而出现的种种歪曲。错觉现象十分普遍，几乎各种知觉中都可以发生，如视错觉、听错觉等。其中视错觉在各类错觉中表现得最为明显，也是研究较多的一种。

1. 错觉举例

（1）图形错觉：图形错觉主要是视觉方面的错觉。视错觉的例子很多，下面介绍几个：

1）垂直线与水平线错觉：垂直线和水平线的长度相等，但看起来垂直线好像长些（图

2-5）。

2）缪勒-莱依尔（Müller-Lyer）错觉：两条直线是等长的，由于附加在直线两端的箭头朝向外或朝向内的不同，看起来线段好像不一样长了（图 2-6）。

3）波根多夫（Poggondoff）错觉：一条直线被两条平行线切断，看起来这条直线不在同一条线上（图 2-7）。

（2）大小错觉：两个等大的圆，一个外周有几个较小的圆，另一个外周有几个较大的圆，看起来前者比后者大一些（图 2-8）。现实生活中感觉早晨初升和晚上降落的太阳比中午的太阳大一些，这是早、晚的太阳和周围的房屋、树木等相比较，而中午的太阳和辽阔的天空对比而产生的错觉。

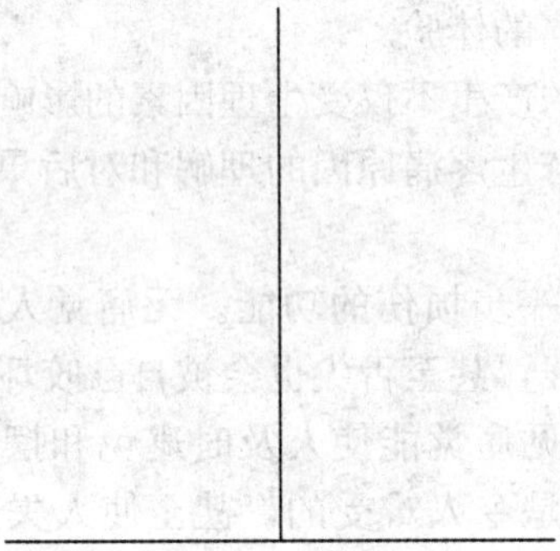

图 2-5　垂直-水平线错觉

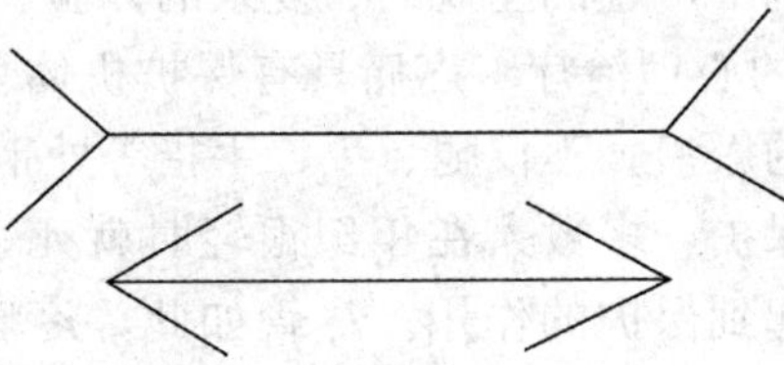

图 2-6　缪勒-莱依尔错觉

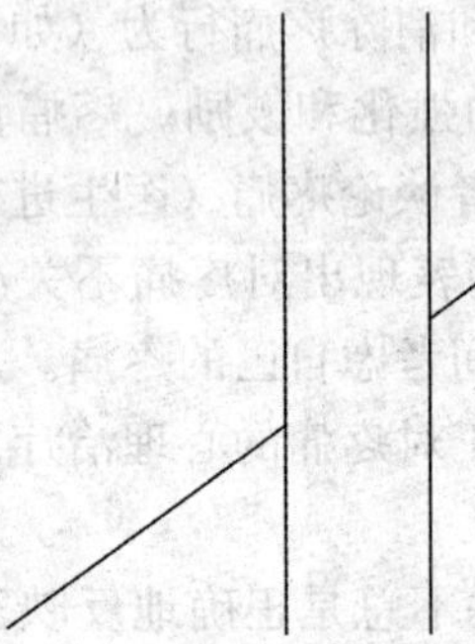

图 2-7　波根多夫错觉

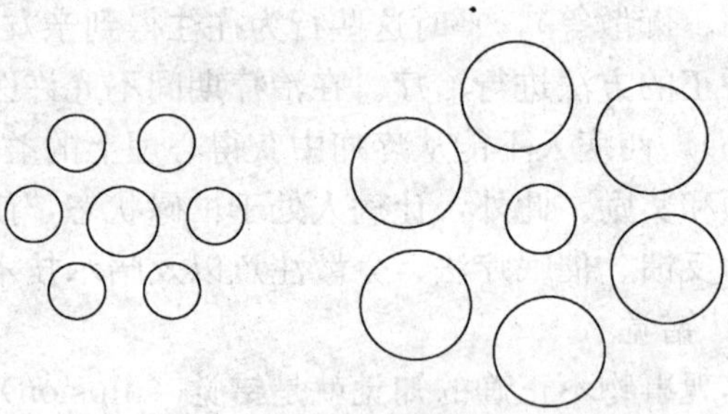

图 2-8　大小圆错觉

（3）形重错觉：一斤铁同一斤棉花的物理重量相等，但是，人们用手加以比较时（不用仪器）都会觉得一斤铁比一斤棉花重。这是因视觉之"形"影响了肌肉感之"重"产生了错觉。

（4）方位错觉：飞机在大海上空飞行时，往往会产生"倒飞错觉"，造成飞入海中的事故。

2. 产生错觉的原因　产生错觉的原因是相当复杂的。多年来，大量的研究提出过多种理论加以解释，如错觉的对比说、错觉的眼球运动说、错觉的神经位移说等。产生错觉的主要原因有：同一分析器内部的相互作用，不同分析器提供的信号不一致，与过去的经验矛盾和思维推理上的错误。

3. 研究错觉的实践意义　错觉是在一定条件下产生的。人们掌握了错觉产生的规律，一方面可以防止因错觉造成的差错；另一方面可利用错觉使其在实践中产生好的效应。如在军事上可以造成敌人的错觉，以达到伪装和隐蔽的目的。在生活中，矮小的人不宜穿又长又肥的衣服，胖人不宜穿横条和过瘦的衣服等，可以避免显露身材的弱点。在观察客观事物时，要注意排除错觉的影响，使观察得来的材料真实可靠。

（五）观察

1. 观察的概念　观察（observation）是一种受思维影响的、有意的、主动的和系统的知觉活动。由于观察是一种有目的、有计划并与积极的思维相联系的主动知觉，所以也称作思维的知觉。知觉可以分为无意知觉和有意知觉两种。无意知觉是事先没有预定的目的、任务，也不需要意志努力的知觉。它是由外界对象的特点引起的，或者受人兴趣的指引的。有意知觉是由所提出的目的、任务决定的，为了达到一定的目的，需要一定的意志努力的知觉。

观察是有意知觉的高级形式。观察前，要明确目的或任务，要进行知识准备，拟定观察计划；观察时，观察者要有正确的观点作指导，仔细观察并适当做记录；观察后，对观察结果进行整理和总结。可见，观察是一种主动的、积极的思维活动，是思维的知觉。

2. 观察力的培养　观察力就是观察的能力。它是构成智力的要素之一，它不只是单纯的知觉，而且包含着理解、思考的成分，是一种有意识、有目的、有组织的知觉能力。因此，良好的观察力要经过系统的训练，逐渐培养起来。

培养观察力的方法应从以下几方面做起：

（1）明确目的和任务；

（2）制订科学而详细的计划；

（3）掌握丰富的知识；

（4）激发观察的兴趣；

（5）善于详尽地收集观察资料并做好记录；

（6）锻炼对观察结果的整理、理解和表达能力。

观察在人类实践活动的各个领域中具有非常重要的意义。在生产劳动、科学研究、艺术创作、教育实践等活动中，凡是需要获得第一手材料的，都要进行系统、周密、精确的观察。

第二节　记忆与遗忘

自然界的所有物体在受到外界的作用时都会留下痕迹，人的大脑也是一样。感知过的事物、思考过的问题、体验过的情绪、从事过的活动都会在人们头脑中留下不同程度的印象，这就是记忆。从认识水平的角度来说，记忆是从感知过渡到思维的中介。现代心理学认为，记忆不是一个单一的过程，而是一个复杂的系统。

一、记忆的概念

记忆（memory）是人脑对过去的经验的保持和再现（回忆和再认），即通过识记、保持、再认或回忆三个基本环节在人脑中积累和保存个体经验的心理过程。用信息加工的术语描述，就是人脑对外界输入的信息进行编码、存储和提取的过程。人们感知过的事物、体验过的情绪、思考过的问题和做过的动作都会在脑子里留下一定的“痕迹”，在一定条件的诱发下在脑中再现出来，这个心理过程称为记忆。

记忆是一种很重要的心理过程，贯穿在人的各种心理活动中。记忆是人学习、工作和生活必不可少的功能，将人的过去和现在连成一个整体，使心理发展、知识经验积累和个性形成得以实现。

二、记忆的种类

由于记忆参与到人的一切活动之中，所以记忆表现的形式也是多种多样的，能够从不同角度进行分类。这里介绍其中两种分类：

（一）根据记忆的内容分类

1. 形象记忆　形象记忆指以感知过的事物形象为内容的记忆。事物形象可以通过视觉、听觉、触觉、味觉和嗅觉而获得，在大脑中形成记忆反映。幼儿期儿童以形象记忆为特征，记忆的主要内容是事物的感知特征，如对电视中人物的音容笑貌的记忆。

2. 运动记忆　运动记忆指以过去做过的动作或运动作为内容的记忆。运动记忆一旦形成，保持的时间较长，如游泳、骑自行车、做体操等。

3. 逻辑记忆　逻辑记忆指以要领和逻辑思维过程为内容的记忆。这种记忆所保持的不是事物的具体形象，而是反映事物本质或规律性的语词概念或数码、符号信息。例如：学习临床护理时，对免疫力降低、病毒感染、意识障碍等概念的记忆都具有高度的抽象性，而不是具体形象。

4. 情绪记忆　情绪记忆指以体验过的情绪或情感为内容的记忆。例如：旅游过程中高兴愉悦的心情。

（二）根据输入信息、编码、加工方式的不同和储存时间长短分类

按信息输入到提取所经过的时间间隔、编码方式以及生理机制的不同，把记忆分为感觉记忆、短时记忆和长时记忆三个系统（图 2－9）。

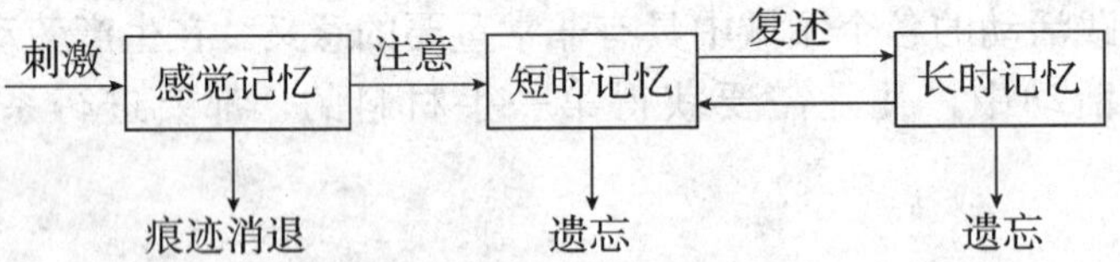

图 2－9　记忆系统

1. 感觉记忆　感觉记忆亦称瞬时记忆，指外界刺激对感觉器官的刺激停止以后，刺激物的映象仍然持续极短时间才消失的记忆。人们的各种感官都可能产生感觉记忆，以视觉的感觉记忆为例，我们可通过以下实验体会到感觉记忆的存在：首先请闭上眼睛，然后，尽可能快地张开双眼再闭上。体会一下，在张开眼睛的一瞬间所看到的鲜明清楚的景象是如何消失的。

感觉记忆的特点是：在感觉记忆中，信息是未经任何加工的，按刺激原有的物理特征编码。例如，视觉性刺激通过眼睛登记在图像记忆中；听觉性刺激通过耳朵被登记在音像记忆中。感觉记忆以感觉痕迹的形式保存下来，具有鲜明的形象性。感觉记忆的容量较大，它在瞬间能储存较多的信息；但保持时间短，视觉形象记忆约保持 1/4 秒，声像记忆大约保持 2～4秒。感觉记忆具有重要作用，它把外界刺激保持一定时间，以使精确的加工得以进行。

从信息加工的角度理解，感觉记忆起着感觉登记的作用，那些受到注意而被选择的信息转入了短时记忆阶段。

2. 短时记忆　短时记忆是指在感觉记忆基础上，信息能保持一分钟左右的记忆。例如，我们打电话通过114查询，查到需要的电话号码后，马上就能根据记忆拨出这个号码，但打完电话后，刚才拨打过的电话号码就忘了，这就是短时记忆。我们听课时边听边记下教师讲课的内容，也靠短时记忆。

短时记忆的特点是：短时记忆中的信息处于特殊的活动状态之中，以初步加工的组块为记忆单位，一个字母可以看做是一个组块，一个单词也可以看做是一个组块。而一个词组也可以看做是一个组块，短时记忆是对这种组块作出反应。如电话号码为5497139：5497139经组织和加工后是54——青年节、97——香港回归、139——13的平方三个“组块”，而在此之前是七个“组块”，记忆项目是不同的。研究表明，短时记忆的记忆容量相当有限，一般为7±2个记忆单位，就是说，短时记忆最多可以记忆9个项目，少则能记住5个项目。

短时记忆转入长时记忆的关键是复述加工过程。复述分为机械复述和精心复述：机械复述是不假思索地简单重复记忆材料；精心复述是一种积极主动的活动，尝试着思考、理解和对识记材料的进一步加工。通过这种复述，将保持在短时记忆中的项目组织起来，进行分类编码或将它们与以往的经验模式或知识系统联系在一起，这样信息材料的记忆痕迹更深刻，也便于提取。

3. 长时记忆　长时记忆是指从几分钟前发生的事情直至许多年前，乃至终生的记忆。信息要进入长时记忆，首先要进入短时记忆，由于记忆活动的组块功能的作用，既可以经过复述加工存入长时记忆系统，也可以因识记材料印象深刻、意义重大、富有情感等特点，一次就形成长时记忆。

长时记忆的特点是：它的容量是没有限制的，它储存的信息时间长，可随时提取使用，与短时记忆相比，不容易受到干扰。因此原存于长时记忆中的有组织的知识经验系统起着非常重要的作用，它不仅使人能迅速、有效地对新信息进行编码，而且能迅速、有效地提取（回忆与再认）脑中的信息。

总结以上所述，记忆的程序是信息作用于感官，进行感觉登记，如果加以注意可进入短时记忆，再经过复述和编码转入长时记忆。感觉记忆、短时记忆和长时记忆这三个系统既相区别又相联系，区分只是相对的。

三、记忆过程

记忆是一个复杂的心理过程，包括识记、保持和再现（再认和回忆）三个基本环节。

（一）识记

识记（memorizing）识记是人们获得经验的过程，或者说是对信息进行编码的过程。它是记忆过程的开端，是保持和再现的前提。

根据识记时有无明确的目的，把识记分为无意识记和有意识记；根据识记时对材料意义的程度，可将识记分为意义识记和机械识记。

无意识记　无意识记是指事先没有预定的目的，也没有努力识记，只因事物本身具有很大的吸引力，使我们保留下识记的印象。无意识记具有很大的选择性，一般来说，对个人具有重要意义的事物，能引起我们兴趣的、情绪的事物容易记住。人的许多知识经验都是通过无意识记积累起来的。如一些生活经验、歌曲、传说、故事等多半是无意中自然而然地记住的。尤其是儿童早期的知识、技能的获得，多半是在潜移默化中学会的，都是无意识记。无意识记的不足之处是获得的经验是片断的，仅依靠偶然的机会，不能成为系统的知识经验。人要获得系统的科学知识，仅靠无意识记是不行的，必须进行有意识记。

有意识记 有意识记是指有目的、有意识、运用一定方法并付出一定意志努力的识记。有意识记同样具有选择性，那些在生活中具有重要意义的、与个人需要、兴趣、任务等有密切关系的事物，往往被首先识记下来。如果不明确记忆的目的和具体任务，不清楚努力的方向，识记就不会巩固甚至完全没有记住。

机械识记 机械识记是指识记的材料没有联系，没有系统性，或虽有意义但学习者不能理解。识记者不能找到材料的内部联系，只能根据材料的外部形式，采取简单重复的办法来识记。有些事物除了死记硬背，别无他法。因此，人不能没有机械识记。但在日常生活中，尤其是在系统学习中，需要识记的东西太多，光靠机械识记是无法完成的，应该尽量采取意义识记。

意义识记 意义识记也称语词逻辑记忆或词的抽象记忆。意义识记不是以具体的形象形式，而是根据材料的内部联系，运用已有的知识经验，进行积极的思维，找出规律加以识记。这种识记是以理解为基础，通过思维来进行的。意义识记的效果比较好，保持比较久并易于再认或回忆。

（二）影响识记的因素

影响识记效果的因素很多，如识记时的生理状态（如觉醒状态、意识状态）、心理需要和兴趣等。此外，以下几点影响因素也应加以注意：

1. 目的任务对识记的影响 是否具有明确的识记目的任务，对识记的效果有极其重要的作用。目的任务越明确具体，识记的效果越好。有意识记比无意识记效果好的原因之一，就是因为前者有明确的目的任务，因而能自觉地努力去识记。为了提高识记效率，学习者要对自己提出明确的识记任务，即开始识记时就带有长久保持的意图。

2. 理解对识记的影响 理解是意义识记的必要条件。理解了的东西识记起来就比较全面、迅速和牢固。因为理解的事物或材料可以与过去已经掌握的知识经验发生联系，有利于联想。不理解的识记不仅使材料成为孤立的东西，而且也不易引起识记的兴趣，容易影响识记的效果。

3. 识记材料的数量和性质的影响 材料的数量对识记的效果有影响。识记的效果受识记材料的性质、难易和数量所制约。一般来说，成人对文字材料识记较好，儿童对直观材料的识记较好。难易不同的识记材料在记忆进程中是不同的，如果识记的材料是容易的，一般开始时进展较快，后来逐步缓慢，成一减速曲线。如果识记艰深难懂的材料，常在开始时进展较慢，后来逐步加快，成一加速曲线。识记材料的数量对识记的效果也有很大影响，一般来说，要达到同样的识记水平，材料越多，平均所用的时间也越多。但是，如果识记的是课文内容，识记时间就依内容的逻辑结构、学习者的经验等条件而定，不只取决于课文的字数。

（三）保持和遗忘

1. 保持（retention） 保持是记忆过程的一个环节，是把感知的事物、体验过的情感、做过的动作、思考过的问题等，以一定的形式储存在脑中的过程。简单地说，就是信息的储存。

保持是一个动态过程。随着时间的推移，保持的内容会发生数量和质量的变化，从而体现了人脑对识记材料的主动加工。由于每个人的知识和经验不同，加工的情况不同，保持的内容可能有以下几种形式的变化：①内容变得简略和概括，不重要的细节逐渐消失；②内容变得更加完整、合理而有意义；③内容变得更加具体或更为夸张、突出。总之，人们根据材料的性质、特征和自己已有的知识经验来组织保持的内容，一般重要的或有明显特点的部分能够较好地保持。

2. 遗忘（forgetting） 遗忘是对识记过的事物不能再认或回忆，或者再认或回忆有错误。遗忘分两种：一种是永久性遗忘，即不重新学习，永远不能再认或回忆；另一种是暂时性遗忘，即一时不能再认或回忆，但在适当条件下记忆还可能恢复。

德国心理学家艾滨浩斯（Ebbinghaus H）是最早用实验方法对记忆的保持进行系统研究的心理学家。为了防止已有的知识经验对当前学习记忆的影响，他编制了无意义音节做识记的材料，用程序编成 2 300 个音节，使每个无意义音节的难度相等，并使彼此之间没有联想的可能。学习无意义音节字，直到刚刚能背诵的程度，然后经过不同的时间间隔，测定再次学习所用的时间和诵读次数，得出节省值即保持量。根据实验结果取得的数值绘成曲线，称为艾滨浩斯遗忘曲线（图 2－10）。

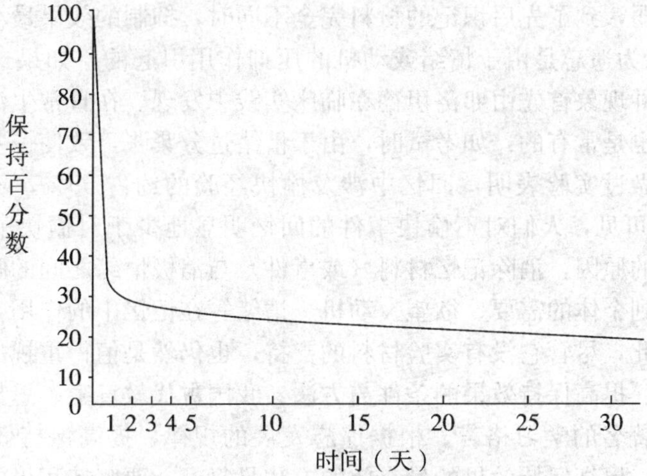

图 2－10 艾滨浩斯遗忘曲线

遗忘曲线表明了**遗忘进程的规律**：遗忘的进程是不均匀的，在识记后的短时间内，遗忘的发展速度较快，后来逐渐缓慢，稳定在一个水平上，因而发现遗忘发展先快后慢的规律。

自此实验以后，艾滨浩斯以及许多学者对遗忘进行研究。除证明了艾滨浩斯遗忘曲线揭示的规律外，还揭示出遗忘的进程不仅受时间因素的影响，还受其他一些因素的影响。如有意义的材料比无意义材料遗忘慢；熟练的动作、运动的或形象的材料保持的时间比较长；语文材料的主要意义容易保留而原文词句遗忘较多等。此外，一次识记材料的数量多少也有影响。材料的数量越大，识记后遗忘的也越多。但不论是哪种材料，测得的遗忘曲线的特点，都符合先快后慢的规律。

关于遗忘的原因有各种不同的看法，主要有以下几种：

(1) 遗忘的原因：

1) **衰退说**：这种理论认为，遗忘是记忆痕迹得不到强化而逐渐减弱，以致最后消退的结果。这种说法易为人们所接受，因为一些物理的、化学的痕迹有随时间而衰退甚至消失的现象。但衰退说很难用实验来证实，因为在一段时间内保持量的下降，可能是由于其他材料的干扰，而不是痕迹衰退的结果。

2）**干扰说**：这种理论认为遗忘是因为在学习和回忆之间受到其他刺激的干扰所致。干扰说可用倒摄抑制和前摄抑制来说明。前摄抑制是先学习的材料对识记和回忆后学习材料的干扰作用。安德华德（Underwood）的实验证实了这种机制，实验要求两组被试者学习字表，第一组被试在学习前进行了大量的类似学习和练习，第二组被试没有进行这种练习；结果第一组被试只记住了字表的25%，而第二组记住了70%。斯拉墨卡（Slamecka）用实验说明了前行学习的积累效应。被试是36名大学生，材料是四个相当难的句子，每句都由20个字组成，而且内容很相似。结果表明，前摄抑制随前行学习材料数量的增加而增加，也随保持时间的增加而增加。

后学习的材料对保持回忆先学习的材料的干扰作用，称为倒摄抑制。实验也证明倒摄抑制受前后两种学习材料的类似程度、难度、时间安排以及识记的巩固程度等条件的影响。如果前后学习的材料完全相同，后学习即复习，不产生倒摄抑制。在学习材料由完全相同向完全不同逐步变化时，倒摄抑制开始逐渐增加，材料的相似性达到一定程度，抑制作用最大，以后抑制又逐渐减弱，到了先后识记的材料完全不同时，抑制的效果最小。

3）**压抑说**：认为遗忘是由于情绪或动机的压抑作用引起的，如果这种压抑被解除，记忆也就能恢复。这种现象首先由弗洛伊德在临床实践中发现。在日常生活中，由于情绪紧张而引起遗忘的情况也是常有的：如考试时，由于情绪过分紧张，致使一些学过的内容，怎么也想不起来。有人做过实验表明，回忆中涉及愉快经验的约占55%，不愉快的约占33%，平淡的约占12%。可见，人们对不愉快事件的回忆明显地少于对愉快事件的回忆。如果能消除人的压抑回忆的原因，消除记忆材料（或事件）与消极情绪之间的联系，遗忘现象就能克服。压抑说考虑到个体的需要、欲望、动机、情绪等在记忆中的作用，这是前面两种理论所没有涉及的。因此，尽管它没有实验材料的支持，也仍然是值得重视的一种理论。

（2）抵制遗忘、提高保持效果的条件与方法：我国古代教育家、思想家孔子提出的“学而时习之”是一条著名的学习格言。根据遗忘发展的规律，提高保持效果有如下条件和方法：与遗忘作斗争，提高保持效果的最有效的方法是复习，要坚持积极的复习，即重复与实践性运用材料，合理运用各种复习方法。

1）**合理分配复习时间**：及时复习。遗忘的规律是先快后慢，因此必须及时复习。新学习的材料在脑中建立的神经联系还不巩固，记忆痕迹较容易衰退，及时复习可以阻止学习后立即发生的急速遗忘。并且要做到集中复习与分散复习相结合。复习时要根据材料的性质、数量、识记已经达到的水平，确定复习时间间隔的长短。一般认为开始时复习时间间隔要短，以后可以长一些。

2）**尝试回忆与反复阅读相结合**：复习时单纯重复阅读效果并不太好，应该在识记材料还没有完全记住前就积极地试图回忆，当回忆不起来时再阅读，这样容易记住，保持的时间长，错误也少。

3）**复习方式多样化**：复习并不等于单纯重复。复习方法的单调容易使人产生消极情绪和感到疲劳。多样化的复习可使人感到新颖，容易激起进行智力活动的积极性，使复习材料与原有知识之间建立多种联系，以更牢固地保持。

4）**要排除前后材料的影响**：复习中注意材料的序列位置效应，对材料的中间部分要加强复习。避免前摄抑制与倒摄抑制的影响，类似材料的复习不要排在一起，如文科的语文、历史、政治的复习不要安排在一起，而应和理科科目交叉安排。在复习时还要注意安排适当的休息。

5）**利用外部记忆手段**：为了更好地保持记忆的内容，人们还可以采取一些外部记忆的手段，如上课时记笔记，读书时写笔记、记卡片和编提纲，有时还可将需要保持的内容存入计算机等。这些方式有助于我们保持所识记的内容。

6）**注意脑的健康和用脑卫生**：人脑的健康状况直接影响记忆的好坏。据有关资料表明，由核糖核酸指导合成的脑蛋白分子是储备知识的仓库。核糖核酸含量与人的学习和记忆有密切关系。因此，严重营养不良，特别是缺乏蛋白质，将使记忆力下降。另外，吸毒、酒精中毒及脑外伤等，都会给记忆带来不良的影响。

（四）再认和回忆：再认和回忆是对储存的信息提取的过程。

1. 再认　再认是对已经识记的事物再度呈现时仍能认识的心理过程。再认要依靠与事物有关的线索进行提取，如事物的个别部分、特点、当时识记事物的情景等都可作为线索，唤起对事物整体的记忆。再认与回忆没有本质的区别，但比回忆简单、容易。

2. 回忆　回忆指头脑中重新浮现出过去经历过的事物或形成的概念，是由一定的外界条件引起的。根据回忆是否有预定的目的、任务，可以分为有意回忆和无意回忆。根据回忆过程中是否有中介物引起联想，分为直接回忆和间接回忆。直接回忆是由任务或当前某些情境因素所引起的，间接回忆需要借助中介性联想，找出有关线索，经过思维分析，然后达到对有关经验的回忆。

3. 保持良好的再认与回忆的方法　再认与回忆的正确程度一般取决于以下两个条件：一是对原识记材料的巩固程度。如果识记的材料与个体知识经验建立了联系，则再认与回忆就比较容易。二是依赖于积极的思维活动。积极思维可以帮助进行比较、推理、联想，对提高再认和回忆的效果有利。

在回忆中，一种内容的重复忆起能够阻碍新内容的出现，对新内容来说是一种干扰。任何一种占优势的联系或情绪状态，由于负诱导，都可引起抑制而妨碍回忆。克服的办法是：第一，可以转移注意，暂时停止回忆；第二，多找参考材料，改变错误的中介联想。

第三节　思　维

一、思维的概念和特征

（一）思维的概念

思维（thinking）是人脑对客观现实的概括的、间接的反映。思维是人类认识的高级阶段，它是在感知基础上实现的理性认识形式。例如，通过对人的观察分析得出“人是能言语，能制造和使用工具的高等动物”；根据对水的研究得出水和温度之间的关系，在 101 千帕下，水的温度降低到 0℃，就会结冰，升高到 100℃就会沸腾，等等。这些都是人脑对客观事物的本质及其规律的认识。人们常说的“考虑”、“设想”、“预计”、“沉思”、“审度”、“深思熟虑”等都是思维活动的表现形式。

通过思维，人们可以找出事物之间的本质联系和规律性。例如，护士巡视病房时，发现某病人面色苍白、呼吸急促、四肢湿冷、脉搏细速，马上会想到病人可能休克了。虽然这时她并没有测血压，但她运用已有的知识经验（休克病人会有这些典型表现），对感觉到的现象（面色、呼吸、皮温、脉搏）在头脑中进行了加工、处理，提出假设，检验假设，推断出这个病人可能处在休克状态，这个过程就是思维。

（二）思维的特性

思维具有间接性和概括性两个基本特征。

1. 思维的间接性　思维的间接性是指人对客观事物的反映不是直接的，而是通过其他事物做媒介来反映的。例如，早上起来站在窗前看见对面房顶湿了，马路上有水，便可推想昨夜下过雨。夜里下雨我们并未看见，而是通过房顶和地面潮湿做媒介，结合已有的知识经验推断出来的。又如医生通过叩诊可以了解病人的心脏是否扩大，这是通过声音做媒介和医学知识经验间接了解的。人们认识客观事物及其规律，不可能事事都亲自感知，或全部来自直接实践，对许多事物和现象是通过媒介间接认识的。

2. 思维的概括性　思维的概括性是指人脑反映的不是个别事物或事物的个别特征，而是反映同一类事物的共同特征、本质特征和事物间的规律性联系和关系。思维的概括性是借助概念来实现的。人们用一些概念把性质相同的东西网罗在一起，这不仅扩大了认识范围，也使人的认识活动摆脱了具体事物的局限性和对事物的直接依赖关系。例如“笔”可以概括毛笔、钢笔、圆珠笔等各式各样的笔。各种笔虽然都有各自的外形和特点，但它们共同的、本质的特征是书写工具。概括的反映来自人类对事物和现象多次感知，从而概括出事物之间的联系和关系，反映事物的共同本质的特性。一切科学的概念、定义、定理、连贯性定律都是思维概括的结果。此外，思维还具有指向性、逻辑性与连贯性。思维是借助于词来实现的。

3. 思维的间接性和概括性是相互联系的　人之所以能够间接地反映事物，是因为人有概括性的知识经验，而人的知识经验越概括，就越能间接地反映客观事物。气象工作者根据概括性的气象规律，才能从大量天气资料中，经过思考做出天气预报。内科医生根据概括性的医学理论，才能从中介性的检查结果中，经过思考而间接地判断病人的病情。

4. 思维与感知觉的关系　思维是一种探索和发现新事物的心理过程，对已有知识经验不断更新和改组，超出了感知觉的范围；但思维仍是在感知觉获得的信息基础上，利用语言对信息加工、改造，感知觉的材料是思维活动的源泉和根据。因此，思维和感知觉是密不可分的关系。

二、思维的形式

思维的基本形式有概念、判断和推理。通过思维形式可以对事物进行分析、综合、比较、分类、抽象和概括，人们就可以透过事物的现象而认识事物内部的特征和规律性的联系。

（一）概念

概念（concept）是人脑反映事物一般的和本质的特征或联系的思维形式。一个概念反映一类事物，另一个概念反映另一类事物。例如动物、植物、水果、家具等，它们都是反映某一类事物的概念。

每一种事物都具有许多不同的特征、属性，它们可以分成两个范畴：即本质的和非本质的。在概念中只包含同类事物的本质特征。人们掌握了概念，就可以对事物进行分类，就可以从看得到的某些特征推出一些看不到的特征，也就是通过概念可以使人们得到超出感知觉以外的信息。概念和词是密不可分的，概念是用词来表达和记载的，词表达了概念的意义。

无数的词，构成了大量的概念，使思维活动更加丰富而活跃。

概念是在人类社会历史发展过程中逐渐形成的。随着社会的发展和实践范围的扩大，概念也在不断地发展和变化。人们掌握了概念，认识就能超越感知觉的范围，通过事物的表面，认识事物的本质。

（二）判断

判断（judgement）是对于思维对象有所肯定或否定的思维形式。如指出什么是对的，什么是错的。判断是由概念所组成的，以语句的形式表达出来。判断的种类有肯定判断和否定判断，直接判断和间接判断等。判断不仅反映出思维过程，而且也表现出人对事物的评价、情感和愿望。

（三）推理

推理（inference）是思维形式之一，指人在头脑中根据已有的判断，经过分析与综合的作用推出新判断的过程。每一个推理都必须包含前提和结论。前提是人在推理过程中所运用的判断，结论则是人在头脑中经过推理过程引出的新的判断。因此，从本质上看，推理属于问题解决的范畴。

三、思维的种类

（一）根据思维过程中的凭借物的不同，可把思维分为动作思维、形象思维和抽象思维

1. 动作思维　动作思维是指以实际动作为支柱的思维。如手机不能接听，看看是否电池已经用完了，检查 SIM 卡是否安装正确等。动作思维的特点是以实际操作来解决直观的、具体的问题。

2. 形象思维　形象思维是指以事物的具体形象和表象为支柱的思维。例如，在未动手重新布置房间前，我们想象着：电视机应摆在哪里，写字台应摆在哪里，书柜应摆在哪里，墙壁的某处应张贴什么画等，思考着室内摆设的蓝图。这个任务的解决就是运用形象思维。文学家、艺术家经常运用形象思考，通过形象来表达自己的思想和情感。

3. 抽象思维　抽象思维是指运用概念进行判断、推理的思维活动。例如，当我们思考："什么是道德"、"什么是政权" 等理论问题时，是用概念进行判断推理的思维。学生运用数学符号和概念进行数学运算或推导，科学家根据实验材料进行某种推理、判断等都是抽象思维。这种思维是借助于语词、符号来思考的，因而也称之为语词逻辑思维。它是人类特有的一种思维形式。

成年人进行思维时，通常不是单纯运用一种思维形式，往往是三种思维互相联系来解决问题，但以某一种思维占优势。

（二）根据探索答案的方向不同，可以把思维分成聚合式思维和发散式思维

1. 聚合式思维　聚合式思维是把问题提供的各种信息聚合起来，得出一个正确的或最好的答案。这是一种有方向、有范围和有条理的思维方式。例如，医生根据病人的临床表现、体格检查、实验室检查的结果诊断疾病。

2. 发散式思维　发散式思维是一种求异思维。根据已有信息，从不同角度、不同方向思考，寻求多样性答案的一种展开性思维方式。如一题多解，这种思维需重新组织现有的信息和记忆中储存的信息，产生多个可能的答案。例如，护士为了给病人降温，可以使用冰袋、酒精擦浴、灌肠等方法。

（三）根据思维的主动性和独创性不同，可以把思维分成习惯性思维和创造性思维

1. 习惯性思维　习惯性思维又称再造性思维。是指人在解决问题时，常常不加改变地运用解决类似问题时获得的知识经验和解决问题的方法，来解决当前的问题。这种思维的创造水平低，对原有知识经验不需进行明显的改组。

2. 创造性思维　创造性思维是具有主动性和独创性的思维。除具有一般思维的特点外，它能提供新的、具有社会价值的特点。创造性思维是多种思维的综合表现，同时还要结合想象、进行构思才可能实现。如文艺创作、科学发明、技术革新等创造性活动，都是通过创造性思维实现的。

四、思维的过程

思维过程是指对反映事物外部现象和特性的感知觉材料进行加工，用以揭露事物内部的、本质的特征和规律性联系的心理过程。人类的思维活动是复杂的心智操作过程，是对新输入的信息与脑内储存的知识经验进行分析、综合、比较、分类、概括与抽象等一系列活动而实现的。经过思维过程，人们对事物的认识才会深入、全面和正确。因此，有的心理学家称思维过程为思维操作过程或智力操作过程。

（一）分析与综合

分析与综合是思维过程的基本环节，一切思维活动，从简单到复杂，从概念形成到创造性思维，都离不开头脑的分析与综合。

1. 分析　分析是指在头脑中把事物的整体分解为各个部分或各种不同的特征。例如，我们把植物分解为根、茎、叶、花、果实、种子，把动物分解为头、尾、足、躯体，把几何图形分解成点、线、面、角、体，分析一个句子由哪些语言成分构成等，都属于分析过程。

2. 综合　综合是指把事物的各个部分、各种属性，根据它们之间的联系和关系组合成一个整体。例如，把单词组成句子；把文学作品的各个情节联成完整的场面；把一个学生的思想品德、智力水平、学业成绩、健康状况等方面联系起来，加以评价，作出结论等都属于综合过程。

分析和综合是相反而又紧密联系的同一思维过程中不可分割的两个方面。

（二）比较与分类

1. 比较　比较是对不同事物或现象加以对比，确定它们的共同点、不同点及其间的关系，有比较才有鉴别、才能对事物的认识更精确。

2. 分类　分类是在比较的基础上，在确认事物的主要特征、次要特征，共同点、不同点的基础上，把事物归入相关的属、种、类之中，揭示出事物之间的从属关系，使知识系统化。

（三）抽象和概括

1. 抽象　抽象是抽出事物的共同的、本质的特征，舍弃非本质特征的心智操作。

2. 概括　概括是把事物的共同的、本质的特征综合起来，并推广到同类事物中去的过程。

以上各种心智操作是彼此密切联系的，是思维过程的各个方面。

五、解决问题的思维

思维过程主要体现在解决问题的活动中。人们对事物不能理解或遇到困难问题时，就会在头脑中寻求答案来解决。人们在社会实践中也常遇到这样那样的矛盾，只要有问题和矛盾，就会促使人去思考、去研究解决。解决问题包含几个互相联系的阶段。

（一）解决问题的基本阶段

问题解决的思维过程分为以下四个阶段：发现问题、分析问题、提出假设、检验假设。

1. 发现问题　解决问题从发现问题开始。发现问题是认识问题的存在，并产生解决问题的需要和动机。实践使我们认识到，并不是所有的问题都是明显的，只有善于发现问题又能抓住问题的核心，解决问题才有正确的方向。问题的发现不是在头脑里空想获得的，而是与人是否有积极的需要和动机有关。发现问题还与个人的认识水平和知识经验有关。

2. 分析问题　发现问题之后，就要对问题进行分析研究。首要的任务是找出问题的关键所在，使思维活动具有明确的指向性。弄清问题的要求是什么，哪些是可供解决的条件，条件和要求之间有什么联系和关系，把握住问题的实质，确定解决问题的方向。如果对问题的要求和条件缺乏正确的理解，解决问题的思维活动将指向错误的方向。

3. 提出假设　是指出解决问题的方案、策略，确定解决问题的原则、方法和途径。在解决问题时，常常从长时记忆中提取以前解决类似问题时所用的策略，或根据问题的性质和内容结合已有的知识经验形成新的策略。提出假设并不是轻而易举的，往往要经过多次“尝试错误”之后才能得到正确的方案。对每一次尝试错误应总结经验，找出失败的原因，在此基础上再提出新假设。

4. 检验假设　由于客观事物的复杂性和人的主观因素影响，提出的假设不一定是正确的和最好的。假设的正确程度如何，需要进行检查和验证。检验假设的方法有两种：

（1）实验的检验：实践是检验真理的唯一标准。通过实践或实验来检验假设，如果假设被证明是正确的，问题就得到解决；如果被证明是错误的，就需修改或寻求新的策略和方法。

（2）通过智力活动进行检验：在头脑中用思维活动来检验假设的正确与否。有些假设无法进行实践或实验的检验。如指挥员的作战计划、工程设计是否可行，在实施之前都不能实践，而是需要凭借已有的知识经验，通过逻辑推理进行合乎规律的检查。

检验假设一定要有客观的、实事求是的态度，要敢于正视错误并能尽快地纠正错误。如果主观武断或坚持错误，势必影响问题的解决，给工作造成损害。解决问题的思维过程不是按照一个阶段一个阶段直线式地进行的，而是一个反复的、曲折的过程。

（二）影响解决问题的心理因素

影响解决问题的因素很多，有自然因素、社会因素、心理因素等。就心理因素来考虑也有多种，这里仅介绍几种影响解决问题的心理因素。

1. 知觉特点的影响　对问题如能进行客观详细的观察，则有助于问题的解决。例如有 9 个点排成横、竖都为 3 个点的方形图，要求用笔画出 4 条直线，不能中断，不能倒退，把这 9 个点全部连接起来。在解决这个问题时，起初可能感到为难，其原因是思维活动受到知觉整体性的影响，很容易把 9 个点组织起来看成一个正方形，只在这个正方形的空间内想办法。如果能够突破这个框框的限制，则问题就会很快得到解决，这就是一个人的知觉特点或观察特点影响着解决问题的思维过程。

2. 定势（set）的影响　个人面对问题情境时，无论情境中所显示的客观条件如何，个人总是先以其主观的经验与习惯方式去处理问题。这种心理现象称为这种心理倾向的心理定势。心理定势是由于长期学习而得的经验所累积的结果。定势有时有助于问题的解决，有时会妨碍问题的解决。

3. 功能固着（functional fixedness） 功能固着是一种特殊类型的定势，是德国心理学家邓克（Duncker K，1935）首先提出的。功能固着也是思维活动刻板化的现象。在日常生活中经常碰到，硬币好像只有一种用途，很少想到它还能用于导电；衣服好像也只有一种用途，很少想到它可用于扑灭烈火。这类现象使我们趋向于以习惯的方式运用物品，从而妨碍以新的方式去运用它来解决问题。

4. 迁移（transfer） 迁移是指已获得的知识、技能和方法对解决新问题的影响。这种影响可能产生积极的、有利的作用，叫正迁移，如举一反三，触类旁通；也可能产生消极的、不利的作用，叫负迁移，如方言太浓可能影响普通话的正确发音。

第四节 想象和创造

一、想象

（一）想象的概念

人的高级的、复杂的认识活动，除思维外还有想象。面对问题需要解决时，往往是思维和想象密切配合、协调活动。

1. 什么是想象 想象（imagination）是人脑对已有的表象进行加工、改造、重新组合成新形象的心理过程。

2. 什么是表象 表象（representation）是当事物不在面前时，人们在头脑中出现的关于事物的形象，即在没有刺激呈现的情况下，人脑中关于物体的心理复现。

表象具有两个重要特征：一为逼真性或直观性，即表象重现的事物形象与客观事物本身相近似，但比较暗淡模糊，不如原事物全面完整；第二个特征是表象具有概括性，是一个或多个同类事物主要表面特征综合的结果，所以它包含的内容比感知觉具有更大的概括性，反映了事物的一般性。

3. 想象与表象

（1）想象是以感知过的事物形象为基础，即以记忆表象（储存在脑中的已有的表象）为原材料进行加工改造而形成的。例如，我们没有去过草原，但当我们读到《敕勒歌》中的诗句“天苍苍，野茫茫，风吹草低见牛羊”时，头脑中就会浮现出一幅草原牧区的美丽景象：蓝蓝的天空，一望无际的大草原，微风吹动着茂密的牧草，不时露出牧草深处的牛羊。这幅我们从未感知过的图景，就是由我们所熟悉的蓝天、草地、微风、牛羊等记忆表象的组合构成的。

（2）人的头脑不仅能够产生过去感知过的事物形象，而且能够产生过去从未感知过的事物形象。例如，吴承恩在写《西游记》时，他头脑中出现的孙悟空、猪八戒等形象并不是他所感知过的；读者在读《西游记》时头脑中出现的孙悟空、猪八戒等形象也是读者未曾感知过的；法国科幻小说家凡尔纳在他的小说中出现的霓虹灯、潜水艇、坦克、电视机等也是他当时未曾感知过的；还有音乐家谱写一首新曲子时头脑中出现的音乐形象、建筑设计师设计一座新的建筑物时头脑中出现的新建筑物的形象等，这些他们没有感知过的但又出现在头脑中的新形象都是想象的结果。

想象不是表象的简单再现。想象是在记忆表象的基础上进行加工、重新组合；同时想象更是一种特殊形式的表象，这种表现的形象是人们未亲身感知过的事物的新形象，是人所独有的。

（二）想象的种类

根据产生想象时有无目的性可分为无意想象和有意想象。

1. 无意想象　无意想象是一种没有预定目的、不自觉的想象。指人在某种刺激下，不由自主地想象某种事物的过程。例如当人看到白云，想象它像某种动物；看见黄山的石头，想象它像“猴子观海”，这些都是由客观刺激而引起的无意想象。

梦是无意想象的最明显的例子，是在睡眠状态下所发生的想象活动。人在觉醒时接触客观外界环境，获得了丰富的感性材料，经人脑加工成为经验和表象。在睡眠状态下，这些经验和表象中的一部分重新呈现出来，就成了梦的内容。梦的内容虽然是取材于现实生活，但因梦中对经验和表现加工组合的方式与清醒时不同，可出现现实中不存在的离奇古怪的情景。同时，那些个人的某些需要和愿望，体内某些生理刺激，在清醒时受到高级中枢的抑制，但在梦中也会直接或间接地得到一定的表现。此外，“日有所思，夜有所梦”，白天过度兴奋的大脑皮层部位，在睡眠时不易抑制，也可成为梦。这就是有人在梦中解决了日思夜想的问题的原因。

2. 有意想象　有意想象是根据一定的目的，自觉进行的想象。这种想象有时还需要一定的意志努力。例如，建筑工程师在建筑前在头脑中的构图，文学家对人物形象的构思等。有意想象在人的认识和实践活动中具有极为重要的作用。根据想象内容的新颖性和独特性不同，可将有意想象分为两种：

（1）再造想象：再造想象是指根据言语描述或图形等的提示形成相应的新形象的心理过程。在这个过程中，也会运用自己的记忆表象和感知觉材料做些补充。再造想象是根据词语的描述或非语言（图样、图解、符号等）的描绘，在头脑中产生有关事物新形象的过程。例如，当我们读马致远的《天净沙·秋思》：“枯藤老树昏鸦，小桥流水人家，古道西风瘦马。夕阳西下，断肠人在天涯”时，头脑中就会展现出一幅充满苍凉气氛的“秋暮羁旅图”，这就是再造想象。也就是说，人在阅读文艺作品、历史文献，工人看建筑或机械图纸，学生听教师对课文生动形象的描述时，头脑中出现的有关事物的形象，都属于再造想象。再造想象在人的认识活动中具有重要意义。它能使人摆脱狭小的生活圈子，形象地掌握那些不曾感知或无法感知的事物，使人能获得大量的间接知识；同时它还能帮助人们理解事物，是人进行学习、文艺欣赏、交流经验和发展智力等不可缺少的心理活动。

（2）创造想象：创造想象是根据一定的目的、任务，运用已积累的表象，在头脑中独立地创造出新形象的心理过程。例如新作品、新产品的创作之前，头脑中先构成这种新事物的形象。创造想象与再造想象不同，它不是依据任何现成的描述或再现记忆表象，而是运用记忆表象，按照自己的想象独立地创造新形象。它具有首创性、独立性和新颖性等特点。它比再造想象复杂而困难，它需要对已有的感性材料进行深入的分析、综合、加工、改造，在脑中进行创造性的构思。

二、创造

（一）创造的概念

创造或创造活动是提供新颖的、首创的、具有社会意义的产物的活动。例如，新理论的提出，新机器的发明，文学艺术作品的创作等。

创造是一种探索未知的劳动，仅仅依靠前人的经验和现成的答案是不行的。任何创造都需要付出巨大的脑力和体力劳动。创造过程包括知、情、意各种心理活动在最高水平上的综合，特别是创造性思维和创造性想象的运作，和一般问题解决时的思维活动和想象力不是同一水平。

（二）创造性问题解决模式

一般分为 4 个阶段：

1. 准备阶段　在进行创造之前要搜集有关资料，研究前人对同类问题的经验，从而获得知识，更重要的是获得启迪，创造者才可能认识问题的特点。创造绝不是无中生有，爱因斯坦的名著《相对论》虽只用了 5 周时间就写成，但他在此之前钻研该问题长达 7 年之久；老舍是位高产著名作家，他谈创作时说，小说中的形象是多年间一个一个积累的。只有丰富的积累才可能做到“游刃有余”，因此创造不能单凭天才，而是在创造之前经过发现问题、了解问题、查阅有关资料、分析研究前人经验等准备工作，然后才有可能实现。正如杜甫所说的那样，“读书破万卷，下笔如有神”。

2. 酝酿阶段　当知识经验积累了相当雄厚的基础，对问题的思考也有了一定深度，但问题仍未得到解决，这时可将问题暂时放置并从事其他活动，但对问题的思考并未中止，而是处于内部孕育状态，一旦酝酿成熟，就可进入下一阶段，即出现顿悟。

3. 豁朗阶段　豁朗阶段或称灵感期。经过酝酿，创造性的新观念或新形象可能突然产生而使疑团豁然开朗，问题得到解决。灵感是以创造者对解决问题的任务和方法不断寻觅、孜孜以求、长期探索为前提的，是持续不断地进行符合客观规律的辛勤劳动的结果。

灵感是突发式的，常常是在出其不意的刹那间出现，甚至有时在梦中闪现，但并不是轻易获得的。灵感的产生除了必须对问题进行长时期的各方面的准备和反复深入的探索以外，还必须把全部注意力集中在问题上，甚至到达沉迷的程度。在问题未得到解决之前，有一段时间把问题暂时搁置起来，有利于摆脱习惯性思维的束缚，有助于灵感的产生。

灵感是创造性劳动过程中出现的一种功能达到高潮的心理状态。在这种状态下，整个认识过程特别富有成效。我国一位获奖青年数学家对他灵感出现的情况作过生动的描述，他是这样说的：“我一头扎进了对‘巴尔姆断言’的证明，一次又一次似乎到了解决的边缘，但是一次又一次没有达到最终的目的。我早起晚睡，夜以继日，利用了全部可以利用的时间，吃饭、睡觉、走路时，头脑中也总是萦绕着‘巴尔姆断言’。难啊！确实是真难。时间一天天地过去，一个证明的轮廓逐渐在头脑中形成了，但仍有一些问题证明不了，像一座大山挡住了去路。我把已经得到的进展整理成一篇文章。当时我正在外地实习，就托一位同学带回学校去请教老师。我送那位同学去火车站，就在火车将要开动之前，在我那始终考虑着这个证明的头脑里闪过了一星火花，似乎在那挡路的大山里发现了一条幽径。于是，我把那篇文章留下，立刻在车站的石条上坐下来，拿出笔推导起来。果然，一星火花照亮了前进的道路，曲折的幽径越走越宽。十几分钟之后，这最后一座大山终于抛到我的后面去了。‘巴尔姆断言’完全得到了证明。啊，好容易，只十几分钟就完成了！”

灵感状态的特点是：①注意力高度集中，全部精力都贯注在创造性活动的客体上；②情绪异常充沛和紧张，对自己的创造活动充满激情；③创造性想象极为活跃，创造性思维极为敏锐，工作效率极高。总之，灵感是对要解决的问题长期做准备性劳动，并不断探索，废寝忘食，乐而忘忧，最后使疑难问题转化为顿悟的一种特殊的心理状态。

4. 验证阶段　验证阶段是对提出的新思想或新观念做详细的、实践的验证。在豁朗阶段中灵感来临，茅塞顿开，创造过程大致完成。但对科学发明来说，可能是初见端倪，如系文艺创作，也可能刚刚形成作品的轮廓，都需要进一步加强与完善。创造的成果是否在实践中可行，是否符合客观规律，都要经过实践的检验或推理证明，从而使创造产品达到完善的地步。

（三）创造力及其测量

1. 创造力　目前认为创造力是产生新思想、新发现和创造新事物的能力。它是成功地完成某种创造性活动所必需的心理品质。对创造的看法有两种：一种认为创造是一个心理过程，这个过程包括解决问题的 4 个阶段；另一种看法认为创造是一种能力，这种能力是多种能力在高水平上综合而成。

创造力与一般能力的主要区别在于它的新颖性和独创性，其中重要成分是发散思维。美国心理学家吉尔福特（Guiford JP）认为，由发散思维所显现于外的创造性行为，可以代表一个人的创造力。

2. 创造性行为表现有三个特点：

（1）变通性：变通性是创造力的一种特征，是创造力在行为上的一种表现。具有变通性的人较少受定势、功能固着等心理作用所桎梏，遇事能举一反三，触类旁通，构思不同凡俗，想象超常。吉尔福特曾编制一种《非常用途测验》，专门测试变通能力。例如有一道题要求受测者在 8 分钟内列出红砖所有可能的用途。一种答案是建房子、谷仓、烟筒，铺路面等，这全属建筑材料范围；另一种受试者的答案是压纸、支床、打狗、球门等，这种反应的变通性大。因而后者的创造力高于前者。

（2）独特性：独特性是指对事物表现独特的新颖的见解。吉尔福特有用《命题测验》来测试人思维的独特性。给受试者一段故事情节，要求他们给故事一个适当题目，题目越奇特其创造力越好。也有学者为儿童设计如下的问题："说出你想到的圆形东西"，如答案是水滴、鼠洞、救生圈、肥皂泡等的独特性比回答杯子、盘子、皮球等更高。

（3）流畅性：流畅性表现为心智活动较流畅，很少阻滞，能在较短时间内提出较多的见解。思维流畅性的测试多是在规定时间内，测试同样刺激下所产生的不同反应数量的多少。凡在一定时间内表达出较多的观念，或对刺激的反应又快又多，就是流畅性高。

以上三个特点是互相关联的。能流畅才能变通，能变通才可能独创，既流畅又变通的人才可能创造出独特的观念和形象。

3. 创造力的测量　创造性想象和创造性思维是创造者的重要品质。创造性思维是发散性思维和聚合性思维的有机结合，以发散性思维为主。故常以测量发散性思维作为测量创造力的方法。此外，创造力与智力有一定相关。智力是创造力发展的基本条件，智力水平过低者，不可能有高的创造力，因此，在一定范围内，智力与创造力呈正相关。但智商在 130 以上者，智力或创造力的相关很低，即智商高者其创造力未必高。这说明智力与创造力只在一定范围内相关。因为创造力除与思维、智力等有关外，还与人格特征、兴趣广泛、语言流畅、反应敏捷、记忆力好、工作效率高、从众行为少、生活范围广等多种因素有关，因此，用单一方法测量创造力很难取得满意的效果。

第三章　情绪、情感过程

> **学习目标**
>
> 完成本章学习内容后，学生应能：
>
> 1. 掌握情绪、情感的概念，及其区别和联系
> 2. 了解情绪的表现
> 3. 了解情绪状态的分类及特点
> 4. 熟悉情绪、情感对人的作用

第一节　情绪与情感的概念

众所周知，认识活动在我们的生活和成长中发挥着重要作用。但有时人们会发现，伴随认识活动的还有一些心理现象。比如说，当人们看一场感人的电影时，会激动得落泪；回想往事的时候，有时会哑然失笑；遇到违背社会公德的人和事，会义愤填膺；经过艰苦的思索，攻克一道难题，就会满心欢喜。这种伴随着认识活动产生的喜、怒、哀、乐等心理现象属于人的情绪和情感过程。

一、定义

情绪和情感（emotion and feeling）是人对客观事物是否符合自身需要而产生的态度的体验。为了更好地掌握情绪和情感的定义，应从以下三方面来理解：

（一）客观事物是产生情绪、情感的来源

任何情绪、情感都不是自发的，而是由某种事物引起的，离开了客观事物，情绪、情感就成了无源之水、无本之木。引起情绪、情感的客观事物包括发生在主体周围的人和事物，也包括主体本身的生理状态等。

（二）情绪、情感的产生是以客观事物是否满足人的需要为中介的

需要在人的情绪、情感产生过程中起着关键性的作用。不是任何客观事物都能引起人的情绪、情感的，只有那些与人的需要相联系的客观事物，才能引起人的情绪、情感。客观事物与人的需要之间会产生不同情况，因此，人对此也会产生各种情绪、情感的体验。当客观事物满足了人的需要时，会引起人的诸如高亢、快乐、满意、爱慕等积极、肯定的情绪和情感；当客观事物不能满足人的需要时，就会引起人的诸如生气、苦闷、不满、憎恨等否定的消极的情绪和情感；当客观事物只能满足一部分需要时，则会引起喜忧参半、百感交集、啼笑皆非等肯定与否定、积极与消极相互交织的情绪和情感。

（三）情绪、情感是对事物态度的体验，不是态度本身

体验是情绪、情感的基本特色，离开了体验，也就没有了情绪、情感。人们在认识事物与周围世界的交互作用时，还与事物发生多种多样的关系。事物对人总是具有一定意义，人

对这些事物也就抱有这样或那样的态度。这种态度总是以带有特殊色彩的体验的形式表现出来。比如，作为客观存在的事物，月亮本身有圆有缺，这并不能说明它会产生欢乐与悲伤的情绪，人们在这种情境下产生的情绪，是人的一种主观态度的体验。

二、情绪与情感的关系

无论是情绪还是情感，指的乃是同一过程、同一现象。在不同的场合使用情绪或情感，指的是同一过程、同一现象所侧重的不同方面。因此，情绪和情感之间既存在一定的区别，也有着密切的联系。它们既是在有机体的种族发生的基础上产生，又是人类社会历史发展的产物。

（一）情绪与情感之间的区别

1. 情绪是由自然需要（即生理需要）是否获得满足所引起的较低级的简单的体验。人们对于食物、水、空气、温暖、运动和休息等的需要，为生理性需要，得到满足会引起满意、喜欢、快乐等；不能得到满足会引起不满、厌恶、惊恐等。情感则是由社会性需要是否获得满足所引起的高级且复杂的体验。例如，由道德需要引起的道德感，由求知需要引起的理智感，由审美需要引起的美感等。

2. 情绪是动物与人所共有的，而情感则是人所独有。动物只有自然需要，没有社会性需要；只有较低级的情绪体验，没有高级情感体验。而人则具有两种需要，人不仅具有情绪，也具有情感。

3. 情绪带有情境性、不稳定性与短暂性的特点。当某种情境消失时，情绪立即随之减弱或消失；而情感则具有深刻性、稳定性和长期性特点。比如朋友之间为某个问题而争执，感到非常气恼，但时过境迁，这种气恼情绪很快消失了，而朋友之间的友谊仍然保持牢固持久。因为朋友间的友情是一种比较高级的情感。

4. 情绪较为强烈，冲动性大，具有明显的外部表现；情感一般较微弱，较少有冲动性，外部表现也不明显，它是情绪的本质内容。

（二）情绪和情感的联系

情绪和情感的联系是很紧密的。在某种意义上说，情绪是情感的外在表现，情感是情绪的本质内容。

1. 情绪依赖于情感，一方面情绪的各种变化一般都受到已经形成的情感及其特点的制约。

2. 另一方面，情感也依赖于情绪，人的情感总是在各种不断变动着的情绪中得到自己的表现。离开了具体的情绪过程，人的情感及其特点就不可能现实地存在。

3. 同一种情感在不同的条件下可以有不同的情绪表现。例如，我们所提倡的爱国主义教育，当一个人经受这种教育并形成爱国主义情感之后，他看到祖国日新月异地发展，会非常兴奋和喜悦；看到祖国在过去遭受敌人蹂躏和侵犯的纪录片时，他会无比的愤怒和激动；当祖国处于危难时刻，他又会表现出十分忧虑的情绪。

三、情绪、情感两极性

1. 情绪、情感两极性的概念　情绪和情感在性质上都具有两极性，即人的多种多样的情绪和情感都可以按照对比的性质，找到另外一种和它恰好相反的情绪和情感。例如，满意-不满意，喜悦-悲哀，热爱-憎恨，兴奋-宁静，紧张-轻松等。这些对立的性质好像构成了两极，而在每对相反的情绪、情感中间又存在着程度不一的差异，表现为多样化的形式。

2. 情绪、情感两极性的具体表现

（1）肯定与否定：几乎每一种情绪、情感都是与人们的肯定和否定的内心体验相联系的。例如满意、喜悦、欣幸、快乐、狂欢、热爱和得意等，都是肯定性质的，都是一个人对于事物所持的肯定性态度的体验；反之，不满意、痛苦、忧愁、悲哀、凄怆、绝望、憎恨和厌恶等，都是否定性质的，都是一个人对于事物所持的否定性态度的体验。当然，由于客观事物的复杂性，这类对立的内心体验之间并不绝对排斥，它们可以在同一事件中同时或相继出现。例如分别多年的亲人重新团圆是愉快的，但却引起对离别期间痛苦经历的辛酸回忆，从而同时体验到悲喜交加的情感。

（2）积极与消极：从情绪和情感所起的作用，可以将其分成积极和消极两极。积极的情绪和情感，可以明显地提高人的活动能力，起着“增力”作用。如愉快的情绪和情感使人精神焕发、干劲倍增。“人逢喜事精神爽”指的就是这类积极的体验；消极的情绪和情感，如由悲哀引起的郁闷会削弱人的活动能力，起着“减力”作用，表现为精神不振、心灰意冷。但有些时候同一种客观事物或客观情境既可能引起人的积极性的情绪、情感，也可能引起人的消极性的情绪与情感。例如，危险的情境可能使人感到恐怖，也可能使人产生亢奋的情绪。

（3）紧张与轻松：从情绪和情感的紧张度可将其分为紧张与轻松两极。这类两极性常在人们活动的紧要关头，或面临某种具有重要意义的任务或意外情境时表现出来。如大型比赛前与后的情绪，就是这类两极性的集中表现。

（4）强与弱：这是情绪、情感表现在强度上的两极状态。一般人的任何情绪、情感都有从弱到强的等级变化。如，从厌烦到憎恨，从忧郁到悲伤，从失意到狂喜等。根据强度大小，把怒分为愠怒、愤怒、大怒、盛怒、暴怒等；把喜分为欣喜、欢喜、狂喜等。最强和最弱构成情绪、情感的两极。

第二节　情绪与情感的分类

情绪是作为对事物的一种反映形式存在的，由于世界上事物的绚丽多彩，构成了人与客观事物之间关系的丰富多样性，使情绪产生了极为丰富和复杂的内容。根据情绪的性质、状态及情感的社会内容，可以作出如下三种不同的分类。

一、情绪根据性质分类

（一）快乐

快乐是一种在追求并达到所盼望的目的时所产生的情绪体验。比如，人们在旅游中一路顺利，而且欣赏到优美的自然风光，参加富有情趣的活动，就会产生快乐的情绪体验。快乐的程度取决于愿望的满足程度和满足的意外程度。快乐的情绪从微弱的满意到狂喜，分成一系列程度不同的级别。

（二）愤怒

愤怒是由于妨碍目的达成而造成紧张积累所产生的情绪体验。愤怒的程度取决于对妨碍达到目标的对象的意识程度。愤怒从弱到强的变化是：轻微不满—愠怒—怒—愤怒—暴怒。

（三）悲哀

悲哀是指失去自己心爱的对象或自己所追求的愿望破灭时所产生的情绪体验。悲哀的程度取决于所失去的对象和破灭的愿望对个人或社会的价值的大小。悲哀按程度的差异表现为失望—遗憾—难过—悲伤—哀痛。

（四）恐惧

恐惧是企图摆脱危险情境时产生的情绪体验。引起恐惧情绪的重要因素是缺乏处理可怕情境的能力。消除恐惧情绪要靠镇定和勇敢。

二、情绪根据状态分类

情绪状态是情感在实践活动中不同程度的体现。根据情绪发生的强度、速度、紧张度和持续性，可以把日常生活中人们的情绪状态分为心境、激情与应激。

（一）心境（mood）

心境是一种使人的一切体验和活动都染上情绪色彩的、比较轻微而持久的情绪状态。通常被人们称之为心情。生活中我们常说“人逢喜事精神爽”，是指发生在我们身上的一件喜事让我们很长时间保持着愉快的心情。当一个人处于某种心境时，就好像戴上了一副有色眼镜，使其对周围一切事物的反映都染上当时的情绪色彩。比如心境良好时，人会觉得花欢草美、青山点头；心境不良时，则会觉得云愁月惨、蜡炬垂泪。所谓“情哀则景哀，情乐则景乐”、“忧者见之则忧，喜者见之则喜”，这些都是心境的表现。

导致心境产生的原因很多，生活中的顺境和逆境，工作、学习上的成功和失败，人际关系的亲与疏，个人健康的好与坏，自然气候的变化，都可能引起某种心境。但心境并不完全取决于外部因素，还同人的世界观和人生观有联系。一个有高尚的人生追求的人会无视人生的失意和挫折，始终以乐观的心境面对生活。陈毅元帅的《梅岭三章》可以说就是这种心境的体现。

心境对人们的生活、工作和健康都有很大的影响。心境可以说是一种生活的常态，人们每天总是在一定的心境中学习、工作和交往，积极良好的心境可以提高学习和工作的绩效，帮助人们克服困难，保持身心健康；消极不良的心境则会使人意志消沉，悲观绝望，无法正常工作和交往，甚至导致一些身心疾病。所以，保持一种积极健康、乐观向上的心境对每个人都有重要意义。

（二）激情（excitement）

激情是一种迅猛爆发、激动而短暂的情绪状态。激情常常是由意外事件或对立意向冲突所引起的。激情可以是正性的，也可以是负性的。暴怒、惊恐、狂喜、悲痛、绝望等激烈状态都是激情的表现。

激情具有爆发性和冲动性，同时伴随有明显的生理变化和行为表现。当激情到来的时候，大量心理能量在短时间内积聚而出，如疾风骤雨，使得当事人失去了对自己行为的控制力。《儒林外史》中的范进听到自己金榜题名，狂喜之下，竟然意识混乱，手舞足蹈，疯疯癫癫；有些人在暴怒之下，双目圆睁，咬牙切齿，甚至拳脚相加。但这些激情在宣泄之后，人又会很快平息下来，甚至出现精力衰竭的状态。

激情常由生活事件所引起，那些对个体有特殊意义的事件会导致激情，如考上大学，找到满意的工作等；出乎意料的突发事件会引起激情，如多年失去音信的亲人突然回归，常会欣喜若狂。另外，违背个体意愿的事件也会引起激情，中国古书中记载，春秋战国时期的伍子胥过昭关，因担心被抓回楚国，父仇不能报，一夜之间竟然愁白了头。可见，不同的生活事件会引起不同的激情。

激情对人的影响有积极和消极两个方面。一方面，激情可以激发内在的心理能量，成为行为的巨大动力，提高工作效率并有所创造。如战士在战场上冲锋陷阵，一往无前；画家在创作中，尽情挥洒，浑然忘我；运动员在报效祖国的激情感染下，敢于拼搏，勇夺金牌。但另一方面，激情也有很大的破坏性和危害性。激情中的人有时任性而为，不计后果，对人对己都造成损失。一些青少年犯罪，就是在激情的控制下，一时冲动，酿成大错。激情有时还会引起强烈的生理变化，使人言语混乱，动作失调，甚至休克。所以，在生活中应该适当地控制激情，多发挥其积极作用。

（三）应激（stress）

应激是在出乎意料的紧迫情况下所引起的高度紧张的情绪状态，在人们遇到突如其来的紧急事故时就会出现应激状态。如遇地震、火灾、车祸、亲人意外死亡等重大事件后可能出现应激状态。由于人的经验、心理承受能力、认知水平的不同，面对应激事件，表现也不同，有人目瞪口呆、手忙脚乱、陷入困境，有人急中生智、行动果断、摆脱困境。人若长期处于应激状态，对健康是不利的，应激状态的延续能击溃一个人的生物化学保护机制，使人的活动力降低以致被疾病侵袭，引起身心疾病，严重者会出现精神病。

由于社会竞争的加剧，择业的压力，大学生在学习专业和基础知识的过程中，不得不面临各种考试，比如中考、期末考、结业考、毕业考，还有英语四、六级，计算机等级、TOFFL、GRE、MBA、MPA 等资格认证书考试等。这些考试及各种冲突，如上网的诱惑与学习的冲突，经济一时拮据不得不打工挣钱与学习的冲突，预定的假期游玩与父母安排的学习充电等冲突，使得不少大学生疲于应付，处于不断的应激中。大学生的应激除了会导致身体紧张不适外，还可能出现焦虑、紧张、压抑、甚至痛苦的情绪，因而需要调适，使身心处于良好状态。因此，我们应该防患于未然，尽可能避免应激事件频繁发生，同时，注意提高自己的应变能力和心理承受能力，进而提高应激能力。

三、情感根据社会内容分类

（一）道德感

道德感是人们根据一定的道德标准，评价自己和别人的言行、思想、意图时产生的情感体验。道德感是对客观对象与一个人所掌握的道德标准之间关系的心理体验。当思想、行为符合这些标准时，就会产生肯定的情感体验，感到满意、愉快；反之，则痛苦不安。当别人的思想、意图和行为、举止符合这些标准时，就会对他肃然起敬；反之，则对他产生鄙视和愤怒的情感。在不同的历史时代、不同的社会制度、不同的阶级中，道德标准是不同的。所以，道德感总是受社会生活条件的制约、受阶级的制约。

（二）理智感

理智感是人们认识和追求真理的需要是否得到满足而产生的一种情感。理智感是与人的求知欲、认识兴趣、解决问题等社会需要相联系的。人在认识过程中有新的发现时，会产生愉快感和喜悦感；在不能作出判断而犹豫不决时，会产生疑惑感；在科学研究中发现未知的现象时，会产生怀疑感或惊讶感；在解决了某个问题而认为依据充分时，会产生确信感等，这些情感都属于理智感。理智感是在认识事物的过程中产生和发展起来的，它是认识世界的一种动力。热爱真理、追求真理，是科学研究的重要条件之一。所以，当一个人的科学活动与深刻的理智感相联系时，往往会在科学上作出应有的成就。因此，努力培养年青一代的理智感具有重要的意义。

（三）美感

美感是对客观现实及其在艺术中的反映进行鉴赏或评价时所产生的情感体验。美感是由一定的对象引起的，美感的对象包括自然界的事物和现象、社会生活和社会现象以及各种艺术活动。美感受对象的外在形式特点的影响，同时也受对象内容的制约。美感还受人的主观条件的影响，人们的审美需要、审美标准、审美能力不同，对同一个对象的美感体验就不同。同一个对象，有的人感觉是美的，有的人不认为美，就是由于受审美标准和对美的鉴赏能力的影响。在日常生活中，人们的穿衣戴帽，各有所喜，各有所爱，这是由每个人的审美观点所决定的，这主要是形式上的美。对一个人来说，更主要的是思想美、行为美和心灵美。美感与道德感一样，是受社会生活条件制约的。在不同的社会历史发展阶段，不同的社会制度、不同的风俗习惯和不同的阶级中，人们的审美标准是不同的，因而对各种事物的美的感受也不同。

第三节　情绪的外部表现

情绪和情感发生时，通常总是伴随着外部表现。如面部可动部位的变化、身体的姿态、手势以及言语器官的活动等。通常把这些与情绪、情感有关联的行为特征称为表情动作。它包括面部表情、身段表情和言语表情。

一、面部表情

面部表情是指通过眼部、颜面和口部肌肉的变化来表现各种情绪状态（图 3－1）。

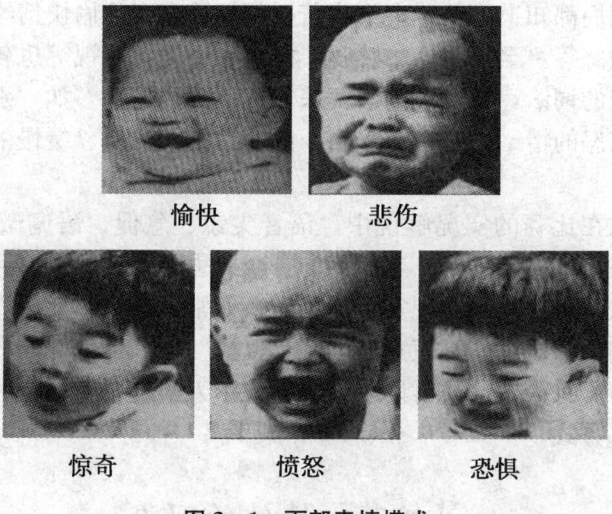

图 3－1　面部表情模式

1872 年，达尔文在《人类和动物的表情》一书中认为，表情是动物和人类进化过程中适应性动作的遗迹。例如，悲伤时的嘴角下歪，可能源于啼哭时的面型，其功能是在苦难中求援。这种求援行为的痕迹世世代代遗传下来，就自然地成为不愉快的普遍的表情。正因为人的表情具有原始的生物学的根源，所以，许多最基本的情绪，如喜、怒、悲、惧的原始表现是通见于全人类的。

此外，一些心理学家提出人面部的不同部位在表情方面的作用是不同的。艾克曼经实验证明，眼睛对表达忧伤最重要，口部对表达快乐与厌恶最重要，前额能提供惊奇的信号，眼睛、嘴和前额对表达愤怒情绪都是重要的。林传鼎也证明，口部肌肉对表达喜悦、怨恨等少数情绪比眼部肌肉重要；而眼部肌肉对表达更多的情绪如忧愁、愤恨、惊骇等，则比口部肌肉重要。

二、身段表情

情绪发生时，身体各部分呈现的姿态称为身段表情。通常也称为“体语”（body language）。例如得意时“手舞足蹈”，忧愁时“垂头丧气”，悔恨时“捶胸顿足”，沉痛时“肃立不语”，恐惧时“紧缩双肩”，紧张时“坐立不安”等。可见一举手、一投足等身体姿势都可以表达个人的某种情况。

手势是身段表情的重要形式。手势通常和言语一起作用，表达赞成还是反对、接纳还是拒绝、喜欢还是厌恶等态度和思想。手势也常单独用来表达情感、思想或作出指示。如“双手一摊”、“手舞足蹈”等，分别表达无可奈何和高兴等情绪。

身段表情是通过学习获得的，并受社会风俗习惯、文化背景等制约，不仅有个体差异，而且还有种族、地域的差异。例如，点头在中国、法国、德国等许多国家表示“对”，而在保加利亚则表示“不对”；中国人以竖起拇指表示夸奖、好的意思，而在有些国家则表示侮辱等。

三、言语表情

情绪性的言语语调、节奏、速度等的表现称为言语表情。言语表情是人类所特有的表达情绪的手段。一般我们都知道，呻吟表示痛苦，朗朗笑声表达愉快情绪，尖锐的叫声表示惧怕之情，叱咤表示愤怒等。至于否认、感叹、祈求、讥讽、鄙视等也各有一定的语调。有时人们可以用某一特定的词语，通过不同语调来表达不同的情感。如“别说了”这句话，强硬而快速的语调体现恼怒的情绪，多少有些命令的含义；而低沉、缓慢的语调则体现着畏惧的情绪，或表示哀求。

体育节目主持人在比赛的实况解说中，语音尖锐、急促，语调激昂，有时甚至声嘶力竭，渲染出一种紧张而兴奋的情感；当我们为一个逝去的人致悼词时，用缓慢、低沉的语调更能表达出悲痛的情感。此外，在现实生活中，人们常常会正话反说，或者反话正说，这时言语表情有助于我们揣摩对方的真正意图。

总之，面部表情、身段表情或言语表情，构成了人类的非言语交往形式，是人们表达情绪、情感的重要外部方式。

第四节　情绪的理论

情绪有许多理论，它们起源于种种假设，强调不同的问题，而且在形式的正规性和对实验事实的依赖性上各不相同。

一、詹姆斯-兰格理论

美国心理学家威廉·詹姆斯和丹麦生理学家卡尔·兰格各自独立地分别于 1884 年和 1885 年提出了观点基本相同的学说，后来人们把二者合在一起，称为詹姆斯-兰格情绪学说。通常人们对情绪过程的看法是：情绪是先在内心觉察到某种事实，然后引起了某种心理上的体验，并且产生了身体上的变化。而詹姆斯（James W）提出的情绪发生理论则相反，他认为："情绪只是一种状态的感觉，其原因纯粹是身体的。身体的变化直接跟随着对现实事物的知觉的产生，当身体变化发生时，我们对这一变化的感觉即是情绪。"他进一步阐述道："我们因为哭，所以悲伤；因为动手打，所以生气；因为发抖，所以怕。并不是我们悲伤了才哭，生气了才打，害怕了才发抖。"他的理论的核心内容是：由环境引起的内脏活动导致了情绪。

兰格（Lange C）对情绪的发生提出了同样的解释，认为情绪是内脏活动的结果。他尤其强调情绪与血管变化的关系，他说："血管运动的混乱，血管宽度的改变，以及各个器官血流量的改变，乃是激情的真正的原因。""假如把恐惧的人的身体症状去掉，让他的脉搏平稳，眼光坚定，脸色正常，动作迅速而稳定，语气强有力，思想清晰，那么，他的恐惧还剩下什么呢?"在兰格看来，情绪就是对机体状态变化的意识。他以饮酒和药物的作用为例，说明这些因素之所以引起人们的情绪变化，是因为酒精和药物影响了血管系统活动的结果。他认为，血管扩张的结果是产生愉快情绪，血管收缩和器官痉挛的结果是产生恐怖情绪。

詹姆斯-兰格的情绪理论促进了人们对情绪的实验研究，特别是生理变化与情绪的关系引起了人们的重视。因而在情绪心理学发展史上具有不可抹杀的地位。但这一理论忽视了中枢神经系统的调节控制作用，存在一定的片面性。

二、坎农-巴德理论

坎农（Cannon WB）的理论曾被称作丘脑学说、应急理论或神经生理理论。对詹姆斯-兰格理论的主要批评来自坎农（Cannon，1871—1945）。坎农认为，情绪并非外周变化的必然结果，情绪产生的机制不在外周神经系统，而在中枢神经系统的丘脑。情绪过程是大脑皮层对丘脑的抑制解除后丘脑功能亢进的结果。所有的情绪过程都遵循同样的活动链条，即外界刺激引起感觉器官的神经冲动，通过传入神经传到丘脑，再由丘脑同时向上、向下发出神经冲动。向上反馈至大脑皮层，产生情绪体验；向下激活交感神经系统，引起一系列生理变化。他认为人的情绪体验与生理反应是同时发生的。1934年，巴德（Bard PA）扩展了坎农的丘脑情绪理论，所以人们通常把他们的观点合称为坎农-巴德理论。丘脑学说存在着历史局限性，它忽视了外周变化的意义以及大脑皮层对情绪发生的作用。后来的很多实验证明，下丘脑在情绪的形成中起重要作用；有些学者进一步提出了网状结构和边缘系统与情绪的关系，对深入探讨情绪的生理机制具有很大意义。

三、情绪的认知理论

认知理论曾有过诸多学说，但把它们结合起来看，共同点是认为情绪的产生是刺激因素、生理因素和认知因素协同活动的结果，认知活动在情绪中起着决定性的作用。

沙赫特认为，决定情绪的主要因素是认知。他认为情绪是在认识加工过程中产生的，特别是在当前的认识评价与原来的内部模式不一致时产生的。这里"评价"是一个重要概念，它被看做是对输入信息和对有机体价值的估计，也就是主体对输入信息与主体本身先前建立的诸如愿望、目的、经验等以记忆形式存在的内部模式的比较而进行的加工过程。它使人对外部信息赋予某种意义，这"意义"意味着人要分辨事物的好坏，进而采取适应或应对行为。其基本观点是，生理唤醒与认知评价之间的密切联系和相互作用决定着情绪，情绪状态是以交感神经系统的普通唤醒为其特征。每种情绪状态在形式上可能略有不同，人们能通过环境的暗示和知觉的典型模式对这些状态加以解释和分类。生理唤醒的出现使人依靠对它的认知来确定其情绪的发生。

20世纪50年代，阿诺德（Arnold MB）提出了情绪的认知评价学说，认为刺激情境并不直接决定情绪的性质，从刺激的出现到情绪的产生之间有一个对刺激情境的估量、评价过程。这种认知评价过程往往以过去的经验和情境刺激对个体的作用为依据，当机体对环境刺激的评估结果是“好”、“坏”或“无关”时，个体分别以趋近、回避或忽视的具体情绪作出反应。她强调这种评价过程发生于生理反应、情绪体验和行为变化之前。评估常以直觉和自然评估为主，以经过考虑的价值判断作为补充。因此，虽然属于同一刺激情境，由于评估不同会产生不同的情绪反应。例如，在深山老林中遇到一只虎，肯定会引起恐惧；而在动物园中观赏虎，则会感到很有趣。这正是由于对刺激情境的认知评价不同而引起的截然不同的情绪体验。

四、情绪脑机制的有关理论

心理是脑的机能，情绪的产生和调节依赖于中枢神经系统复杂的生物学机制。继坎农的丘脑学说之后，许多心理学和生理学家开展了大量的有关中枢神经系统功能与情绪发生和调节关系的研究，认为脑的网状结构和边缘系统的功能特点与情绪、情感的联系密切。

林斯利（Lindsley DB）总结了前人在神经生理学方面的研究成果，提出了以网状结构为核心的情绪激活学说。他认为，脑干上行网状激活系统接受着来自外周和内脏的各种感觉冲动，经过下丘脑的整合之后，再弥漫投射到大脑，激活大脑皮层，调节睡眠、觉醒和情绪状态。

情绪的边缘学说是由帕佩兹（Papez JW）和麦克林（Maclean）提出的。他们认为边缘系统与情绪的自主神经系统反应和情绪体验关系密切，大脑的边缘皮层、海马、丘脑和下丘脑等结构在情绪体验和情绪表现中具有重要作用。

这些情绪的经典理论假定了情绪的不同成分。它们也假定了事件导致情绪感受的不同进程。在詹姆斯-兰格理论中，刺激引发自主的唤醒和行为，被知觉到后引发特定的情绪反应。在坎农-巴德理论中，刺激首先作用于大脑的不同中心，直接刺激产生唤醒反应、行为和情绪感受。在认知评价理论中，刺激事件和生理唤醒都同时依据情绪线索和环境因素得到认知评价，在唤醒水平和评价特质的交互作用中产生情绪体验（图3-2）。

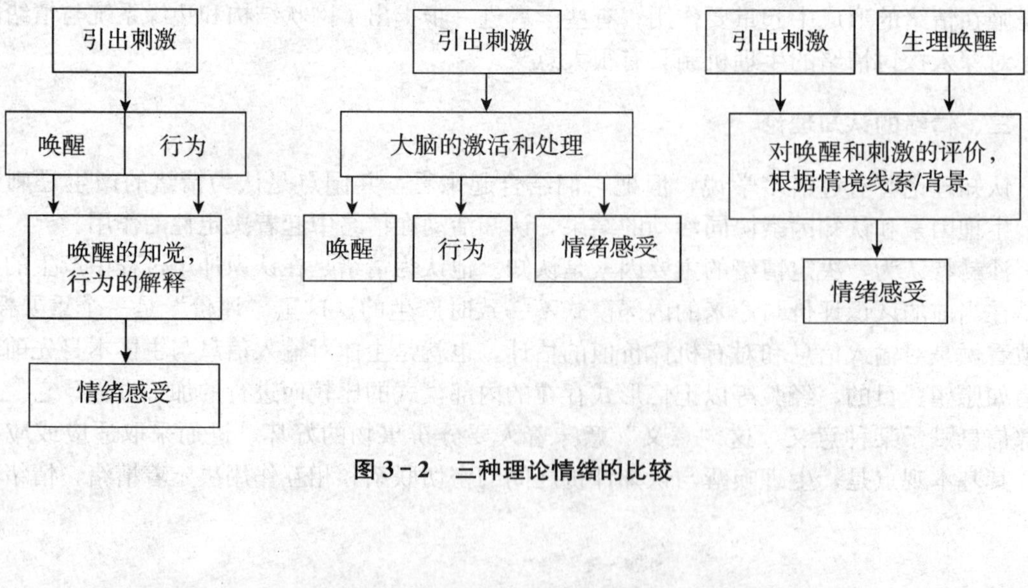

图3-2　三种理论情绪的比较

第五节　情绪与情感的作用

情绪、情感是人的精神活动的重要组成部分，在人类的心理活动和社会实践中，有着极为重要的作用。这些作用主要通过情绪和情感对行为的调节、对行为效率的影响以及对外界环境的适应等方面实现。情绪和情感会影响人的工作效率、人际关系、心身健康等。

一、情绪、情感对工作效率的影响

从情绪、情感的两极性来看，既有积极的一面，又有消极的一面。积极的情绪、情感能够提高人的活动能力、充实人的体力和精力；消极的情绪、情感能抑制人的活动能力，降低人的体力和活力。很显然，从一般的角度来说，积极的情绪、情感有助于工作效率的提高，消极情绪、情感则会影响工作效率。但是经过心理学家们的实验研究证实，消极情绪不是在所有时候都会降低工作效率的，比如焦虑在适度的情况下也会促进工作的效率。

（一）适度的焦虑能发挥人的最高学习效率

图 3－3 可以看出情绪和工作效率的关系：过分的焦虑或焦虑程度很低都不能表现出良好的学习成绩。焦虑程度与学习效率的关系，基本上接近抛物线的形式。适当的紧张情绪状态往往可以维持人们对任务的兴趣和警觉，有利于工作效率的提高。那种认为只有在身心放松的状态下才能发挥最佳工作效率的观点，看来是不科学的。

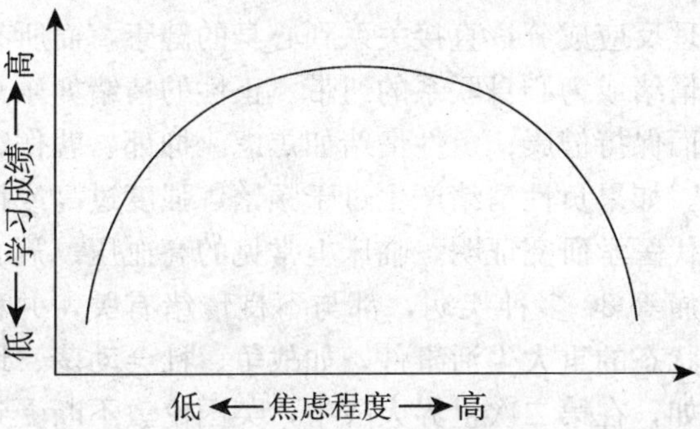

图 3－3　焦虑与学习效率

（二）从情绪的个体差异方面来分析

一般来说，情绪比较稳定、不容易过分焦虑的人比容易激动和焦虑的人有较好的学习成绩。

（三）从学习情绪压力和人焦虑程度的个体差异的关系来分析

一般来说，低焦虑者（情绪较稳定、不易激动）在情绪压力下可提高学习效率，而高焦虑者的学习效率常因情绪压力的影响而降低。

（四）从学习的情绪压力和学习任务的性质关系来分析

一般来说，简单的工作常因情绪压力增大而效率提高，而复杂的工作则因压力增大而效率降低。工作性质越难、越复杂，工作效率就越容易受高度紧张情绪的干扰。这是叶克斯-杜德生法则（The Yerks－Dodson Law）（图 3－4）。

总之，情绪、情感和工作效率的关系是一个复杂的问题。有时情绪和情感的积极的“增

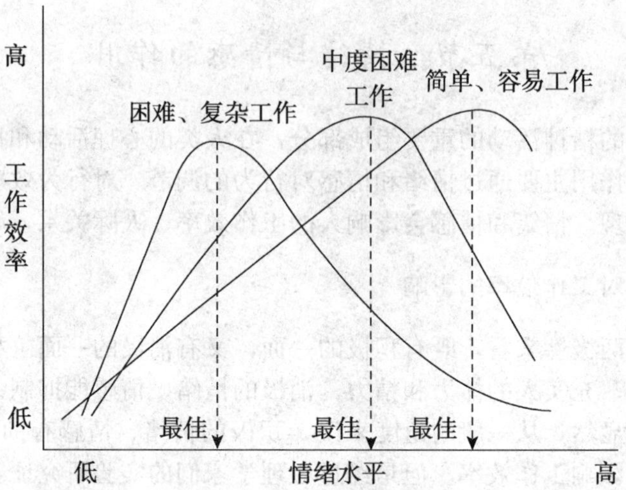

图 3-4 情绪与工作效率

力”和消极的“减力”作用在方向上不是截然分明的。由于具体情境不同，个体的个性特点不同等，有时积极的肯定性情绪也可能会产生“减力”作用，消极的否定性情绪也能产生“增力”作用。心理学家一般都同意，适度的情绪紧张有利于最佳工作效率的发挥。

二、情绪、情感对心身健康的影响

情绪具有明显的生理反应成分，直接关系到心身的健康，而所有心理活动又都在一定的情绪基础上进行，因而情绪成为心身联系的纽带。正性的情绪如乐观、开朗、心情舒畅等能使人从心理与生理两方面保持健康；负性情绪如焦虑、抑郁、悲伤、烦闷等则会损害人的正常生理功能和心理反应。如果负性情绪产生过于频繁，强度过高或持续时间过长，会导致身体疾病或心理疾病。现代医学研究证明，临床上常见的高血压、冠心病、癌症、糖尿病、消化性溃疡、哮喘、偏头痛等 80 多种疾病，都与不良情绪有关，并称此类疾病为心身疾病。一些容易引起强烈紧张状态的重大生活事件，如战争、社会动荡、地震、水灾等，也会使人产生各种心身疾病。比如，在第二次世界大战中，英国伦敦不断受到德国的空袭，人们经常处于精神紧张的状态，有人发现此时患消化性胃溃疡并穿孔的人明显增多。此外，严重的不良情绪也会导致心理障碍及精神疾病。比如，长期紧张会患神经衰弱，严重者还可导致抑郁症、焦虑症甚至精神分裂症等疾病。因此，为了拥有一个健康的身体和心理状态，我们应该设法避免焦虑、烦恼等不良情绪，保持乐观、大度、心胸开阔的积极情绪。

三、情绪、情感对人际交往的影响

人是一个社会的人，在每个人的一生中都会与成千上万的人进行交往，不管交往的形式如何，交往中的每个人总是出于自己的某种愿望或需要，希望这种愿望或需要得到满足。一旦愿望实现了，需要满足了，就会产生相应的肯定性情感体验，如自信感、理解感、信任感、自尊感等；相反，如果交往受到挫折，便可能产生否定性的情感，如不信任感、自卑感，甚至嫉妒感、报复心等。因此，我们就引出了一个新的概念——人际情感。

在人际交往中，与彼此的需要是否获得满足相联系的内心体验，称为人际情感。这种情感一般不像情绪那样短暂易变。相反，一经产生或形成便具有稳定持久的特点，它直接影响和反映着人与人交往关系的亲近程度。

情绪、情感是人类活动的动力系统，根据情绪、情感的两极性，肯定的情绪和情感对人的活动有积极的增力作用，否定的情绪和情感对人的活动则起着消极的减力作用。同样，情绪、情感在人际交往中也会起到相同的作用。人际情感也表现出两极性，根据它是促进还是阻碍个体的人际交往，可分为良好的人际情感和不良的人际情感。

良好的人际情感是在人的交往需要顺利得到满足时产生的情感体验，同时，它也会对人际关系进一步发展起着促进作用。良好的人际情感主要表现为社交中的自信感、相互信任感、相互理解感、相互忠诚感、自尊和相互尊重感等等。不良的人际情感是在人际交往中受到挫折而产生并逐步形成的情感体验。它有时还受知识水平、不良性格品质、生理缺陷等因素的影响。不良的人际情感对人际交往有很大的阻碍作用。不良的人际情感包括社交中的自卑感、嫉妒感、恐惧感以及社交中的猜疑感、报复感等等。

四、心理学对情绪调节的启示

人生不如意十有八九，生活不可能一帆风顺，每个人都会遭遇坏情绪，坏情绪会给我们带来许多负面影响，应该尽快化解，等待拖延只会使坏情绪越堆越多，造成不必要的恶果。一般来说，化解不良情绪的方法有两种：一是寻求心理医生的帮助，现在大多数高校都有心理咨询中心，专业心理医生会使你走出困扰，走进快乐；另一种方法是自我调适，学会一些自我调适的方法，终身受益。下面是一些常用的自我调适方法。

（一）认知调节

情绪受认知影响，这点很容易理解，比如你在动物园中看到狮子，丝毫不会有害怕的感觉，但是，在深山老林中，迎面跑来一头狮子，你会惊恐万状。所以，要改变情绪，可以先调整认知。正如人们所说："人受困扰，不是由于发生的事实，而是由于对事实的观念。"现实中，人们的许多情绪困扰并不一定是由诱发事件直接引起的，而是由经历者对事件的非理性认识和评价所引起的。如有的人在遇到一些不顺心的事情后，往往会以偏概全，或把事情想象得糟糕透顶，过分夸大后果。因此，主动调整认知，换一个角度去重新看待发生的事情，纠正认识上的偏差，就可减弱或消除不良情绪。比如，你被小偷偷了钱包，你很愤怒，"发泄"是不解决问题的，这时你应该换个角度想："破财免灾"，"塞翁失马，焉知非福"。这时自觉地、比较积极地从另一个角度重新思考，是消除不良情绪的一个有效的方法。

另外，对人、对事不要过分苛求，期望值不要太高。需要是情绪情感产生的基础，需要越强烈，情绪情感反应也就越强烈。在现实环境中对他人、对自己、对事物所抱期望值过高，势必在需求难以满足时产生不好的情绪反应，因此要在一定的范围内学会知足。对自身的目标不要变得高不可攀，脱离实际；对人对事不要苛求十全十美，这样就不会因不满足而产生烦恼。

（二）恰当宣泄法

不愉快的消极情绪，虽然可用理智暂时约束压抑它，但不能彻底排除，这种心理能量的积聚，如果超过一定的负荷，就会破坏心理的平衡，引起心理疾病。采用适当的途径，合理宣泄，才能把不愉快的情绪释放出来，消除压抑感。

情绪宣泄的途径主要有：

1. 倾诉　在内心充满烦恼和忧虑时，可以向知心朋友或信任的老师、家长倾诉心声，也可以用写信的方式来倾吐心中的不快，写过后并不一定要寄出，把它撕毁或付之一炬都行；写日记也是简便易行的方式。当你与别人发生冲突时，要学会正视现实，真诚沟通。

2. 哭泣　在极为伤悲、委屈的时候，不论男女都不必强忍眼泪，尽情地痛哭一场，必定会感到一种特别的轻松平静。

眼泪的化学成分比人们原来想象的要复杂得多，它是人体处理体内废物的渠道之一，而且在人因快乐、焦急、沮丧、悲痛、发怒而流泪时，泪液所含的化学成分是各不相同的。美国匹兹堡大学对患有溃疡病或结肠炎这两种公认与情绪因素密切相关的病人与健康人进行了对照研究，结果表明，健康者比患者更爱哭些，哭得更多些。看来通过哭，把由于不良情绪产生的有害物质从泪液中排出去，对人体的健康有一定的保护作用。哭，是一种宣泄。

因此，泪液不但保护着我们的眼睛，也能在一定程度上保护我们的身体。哭泣可以舒畅脾肺，改善容貌，锻炼眼睛，软化心肠。所以，哭，只要不过分，不但对健康无害，甚至还有益。相反，想哭而憋着不哭，则是极有损于健康的。"男儿有泪不轻弹"，换来的是胃溃疡、结肠炎等缠身的病魔。

3. 笑口常开　美国斯坦福大学医学院的专家们说："笑是一种运动，对整个机体来说是最好的体操，或者说是一种静止的跑步。一次欢笑能使呼吸运动加深，肺活动增强。笑又能使胃体积缩小，胃壁的张力加大，消化液增多，饮食增进。笑声中心跳加快，血液流速增强，面部及眼球的血液供应充足，从而使面颊红润，眼睛明亮，容光焕发。笑能使大量肌肉得到运动，从面部的微小肌肉直到腹部、背部和四肢的大块肌肉。挪威的科学试验证明：三分钟的笑能代替十五分钟的体操。

4. 剧烈的活动　如较大运动量的体育活动、体力活动、激烈的快节奏的喊叫等，亦有助于释放紧张的情绪，清除烦闷和抑郁。

5. 其他　情绪宣泄的方法不止于此，每个人可以针对自己的实际，找到合适的方式。另外，情绪的宣泄要做到适时、适度，注意时间、场合和方式方法，既不能影响他人的工作、学习和生活，也不能有损自己的身心健康，更不能触犯法律法规、危害社会。

(1) 自我暗示：自我暗示是运用内部语言或书面语言的形式来自我调节情绪的方法。暗示对人的情绪乃至行为有奇妙的影响，既可用来松弛过分紧张的情绪，也可用来激励自己。此法适于自卑感较强的人，或有焦虑抑郁、恐惧、强迫观念的人。如在学习成绩落后、恋爱失败、生理上有缺陷，或交往技巧缺乏等情况下，要使自己振作起来，就要克服消极的心理定势，进行积极的自我调整和改变。此时积极的心理暗示是很有必要的，如在心中经常默念："别人能行，我也一定能行"、"我能考好，我有信心"、"别人不怕，我也不怕"等，努力挖掘自己的长处及优点。在很多情况下，此法能驱散忧郁和怯懦，使自己恢复快乐和自信。

(2) 音乐疗法：音乐可以对人的生理与心理状态产生一系列影响，研究认为，音乐是通过声波有规律的频率变化作用于大脑皮层，并对丘脑下部和边缘系统产生效应，以调节激素分泌，促进血液循环，调整胃肠蠕动，促进新陈代谢。美妙的音乐能改变人的情绪体验和身体机能状态，使人有面对平原和高空、蓝天与大海那样的顺畅开朗、舒适平和、暖流全身的感觉，还能促进人的理解力和进取心，使人变得善解人意，充满激情，与周围关系协调，心情舒畅，因而睡眠充足、精力充沛。

不同乐曲的节奏、旋律、音调、音色对人能起到不同的作用，诸如兴奋、抑制、解郁、镇痛等。快速欢愉的乐曲可以产生振奋精神、加强肌肉张力的效果，节奏徐缓的乐曲可以产生镇静安神之效，优美的曲子可使人感到轻松愉快。不同的曲调也可产生不同的情绪效应，如 E 调安定、D 调热烈、C 调和蔼、B 调哀怨、A 调高扬、G 调浮躁、F 调激荡。通过听音乐的方法来舒缓情绪，是一种很实用的方法。

（3）放松训练法：该方法是在舒适的体位和均匀缓慢呼吸的条件下，从头、手、胸到脚放松全身肌肉，并体会放松后全身舒适的感觉，从而起到舒解情绪的作用，放松训练法简便易学，适用于任何环境，比如课间十分钟、在车站等人、考试前几分钟等，做完后会有耳聪目明之感、爽朗精神之效。

第四章　意志过程

学习目标

完成本章学习内容后，学生应能：

1. 掌握意志的概念
2. 熟悉意志的特征
3. 了解意志的品质

第一节　意志的概述

一、意志的概念

就是自觉地确定目的、克服困难、实现目标的心理过程。人的认知活动是为了认识外界客观事实及其规律，与人的其他活动一样，人的认识活动并不是随机的，而是有目的的。人为了达到一定的目的而活动，但活动并非都是一帆风顺的，往往会遇到一些困难，需要毅力和决心去克服困难，坚强不屈地去实现自己的目标。

意志是人类所特有的心理现象。动物的行为以直观反映为中介，不可能对外界环境产生有意识的影响，所以动物是没有自我意识的。人从动物进化而来，在劳动的过程中逐渐发展了意识。由于生产力的发展，人和人之间开始分工和合作，于是人类在行动中的目的性不断增强。人们需要计划自己的行动，使行动服从于预定的目的。这种有计划、有步骤、能动的认识和改造外界客观事物的活动，构成了人类活动的特点。人的活动的能动方面构成了人的意志。意志表现为意识对行为的调节。当然，这种调节要受到客观规律的制约。

意志过程、认知过程和情绪过程共同构成了心理过程，是心理过程的三个不同的侧面。这三个过程之间的关系不是互相割裂的，而是互相影响、互相渗透的统一的关系。发生在实际生活中的同一心理活动，通常既是认识的，又是情绪的，也是意志的。任何意志过程都包含有认知成分和情绪成分，任何认知过程和情绪过程也都包含有意志过程。

二、意志过程与认知过程的关系

认知过程是意志活动的前提和基础。人的意志活动受目的的支配，这种目的不是与生俱来的，也不是凭空想象出来的，意志过程与其他心理现象一样，是反映外界客观事实的，是人的认知活动的结果。人对外界客观存在的认识越丰富、越深刻，他们的意志活动和目的也就越有意义和价值，越有可能提出实现这一目标的策略、方法和手段，并坚持实现这一目的。相反，一个人对外界客观存在的认识不足，就很难制定出切合实际的目标，对自己确定的目标也会缺乏深刻的认识，也就难以提出适当的策略和措施来实现自己的目的。

意志是在认知活动的基础上产生的，又反过来对认知活动产生巨大的影响。一切有目的的认知过程，如学习一种新技术、观察一个事物、了解一个事件等，都要求人的意志努力，也都是意志活动的过程。可以说，没有意志活动，就不会有深入、完全的认知过程。坚强的意志力会使人勤奋地学习和工作，使人不畏艰险地去探索未知的世界，在困难和失败面前不退缩，坚定信心、鼓足勇气、勇往直前。只有这样，才能有全面、系统和深入的认知活动。

三、意志过程与情绪过程的关系

意志过程受情绪过程的影响。情绪渗透于人的意志行动的全过程，人总是在对事物持有一定的态度、抱有某种倾向的情况下进行意志行动的。人的情绪过程是人活动的内部动力之一，它既能鼓舞意志行动，也能阻碍意志行动。当某种情绪对人的行动有激励和支持作用时，这种情绪就成为意志行动的动力。热情、兴奋、激动、愉快等积极情绪都能增强一个人的意志；相反，冷漠、困惑、忧郁、悲观等消极情绪，会成为意志行动的阻力，甚至可能会动摇和销蚀一个人的意志，使人的意志行动最终不能实现。

意志对情绪有调节和控制的作用。意志坚强的人，能够控制和驾驭自己的情绪，能够化悲痛为力量，把困难转化为动力，把消极情绪转变为积极情绪，不做自己情绪的奴隶，而做自己情绪的主人。相反，意志薄弱的人，不能调节和控制自己的情绪而成为情绪的俘虏，使行动背离目的，而达不到预定的目标。因此，只有锻炼出坚强的意志，才能调节和控制自己的情绪，克服困难，朝着预定的目标不断前进。

第二节　意志的基本特征

意志是通过行动表现出来的，受意志支配的行动叫意志行动，意志主要体现在意志行动上。意志行动有三个最基本的特征。

一、意志行动的前提是有目的的行动

行动的目的性是意志行动的第一个特征。动物的行为是盲目的、无意识的，虽然它们的行动看起来好像有目的，例如饿了知道去找食物，下雨了到大树下或山洞内避雨，但这都是在无意识中进行的。动物没有自我意识，它们不能意识到自己行为的目的和后果。一切无意识的行动都不是意志行动。人类行动的本质就是有目的、有计划、有步骤、有意识的行动。人在行动之前，其结果已经作为行动的目的，而以观念的形式存在于人脑之中，并且以这个目的来指导自己的行动，当发现行动偏离目的时，会能动地调节和控制自己的行动，使行动继续指向自己的目的。人们对于行动的目的越明确，实现目的的价值越大，克服困难的动力也越大，意志也就越坚强。

二、意志行动的核心是克服困难的行动

人的意志强弱主要以所克服困难的大小为衡量标准。有自觉性的行动，如果不与克服困难相联系，就不属于意志行动。像散步、聊天、娱乐、喝水等行动，并没有什么困难需要克服，故不属于意志行动。在意志行动中所遭遇的困难主要包括内部的困难和外部的困难。内部的困难是指来源于自身的困难，主要有心理上和生理上的困难。心理上的困难如确定行动时的动机冲突、对客观事物的认识不够全面深入、焦虑抑郁等消极情绪的影响、平时养成的不良习惯等因素对意志行动所造成的困难；生理上的困难如体力不够、身体处于疾病状态、

个子不够高等。外部的困难是指来源于外部环境的困难，如同事不配合、领导不支持、天灾人祸、缺乏必要的物质技术条件等因素。

三、意志行动的基础是随意运动

人类的行动可分为随意运动和非随意运动。随意运动是指由人的主观意识控制的运动，主要是由神经控制的躯干四肢的运动。非随意运动是指不以人的意志为转移的、自发的、控制不了的运动，主要指的是由自主神经支配的内脏运动和反射运动。意志行动是有目的的行动，意志行动的目的性决定了意志行动必须是在人的主观意识控制下的随意运动，所以随意运动是意志行动的基础。

意志行动的这三个基本特征并不是割裂的，而是相互联系的。目的性是意志行动的前提，克服困难是意志行动的核心，随意运动是意志行动的基础。

第三节　意志的品质

每个人的意志各有差异。构成人的意志的某些比较稳定的方面，就是人的意志品质。意志品质是人格的一个组成部分，它的形成受遗传和环境两方面的影响。了解意志品质，对培养一个人有着重要的意义。

一、自觉性

意志的自觉性是指一个人有明确的行动目的，并能充分认识行动效果的意义，使自己的行动服从社会、集体和个人的利益的品质。它具体表现在意志行动过程中确定目的的自觉性、行动服从目的的自觉性、行动过程中克服困难的自觉性、行动结果时自我评价的自觉性。意志自觉性的品质贯穿于意志行动的全过程。

与意志的自觉性相反的是盲从和独断。盲从就是盲目地接受他人的暗示和影响。这种人往往并不知道行动的目的和意义，觉得别人这么做了，自己也就这么做，自己没有主见，不知道自己要干什么，就把别人做这件事的目的意义当成自己的目的意义，轻信他人，轻率地改变方向，从而表现出行动的盲目性。独断就是盲目地、不论对错地拒绝他人的意见或劝告，而对自己的决定总是深信不疑。这种人相信“真理往往掌握在少数人手中”，就掌握在他的手中。从表现上看起来好像自觉性很强，但由于大部分的真理是掌握在大部分人的手中，所以他不能从他人处获得大量且有用的信息，供自己决策时参考采用，这样他的决策往往缺乏足够的依据，因此也是不切实际的。正因为这样，独断和盲从一样，没有真正意识到行动的目的意义，也是缺乏自觉性的表现。

二、果断性

意志的果断性是指一个人善于明辨是非、抓住时机、迅速而合理地作出决定，并实现所做决定的意志品质。果断性是以自觉性为前提的，一是指敢于作出决定，二是指所作出的决定是有依据的。缺乏依据的决定只能是独断的，是缺乏自觉性的表现，不能算是果断。只有在充分掌握了环境信息的基础上，经过分析、研究、思考，有了足够的依据后，迅速作出判断，这样的判断往往是符合实际的，是切实可行的，这才是意志的果断性品质。和意志的果断性品质相反的是武断和优柔寡断。武断是指缺乏足够的依据就作出决定，这样的决定往往是不符合实际的，甚至是错误的，所以武断表面上看起来好像很果断，实际上是缺乏果断性的表现。优柔寡断是指已有充分的依据，应该作出决定时，却常常瞻前顾后、犹豫不决，动机冲突重重，在执行决定时，常常怀疑所作出的决定是否正确，动摇不定、拖延时间等，这与意志的果断性品质截然不同。

三、坚韧性

意志的坚韧性品质也叫坚定性或顽强性品质，是指在执行决定时能坚持到底，顽强地克服各种困难的意志品质。具有坚韧性品质的人，表现为目标专一、不为一时的冲动或困难而改变方向，始终不渝地朝着目标，一步一个脚印地向前进，在行动上表现为坚韧不拔的毅力，具有克服困难、勇往直前、百折不挠的精神。和意志的坚韧性品质相反的是动摇和执拗。动摇是指在执行决定的过程中，常因遇到困难就动摇自己的决心，甚至放弃自己的目标。这种人常立志，无常志，做事朝秦暮楚、见异思迁、虎头蛇尾，甚至半途而废。执拗是指在意志行动过程中，已发现自己所设定的目标无法达到，但他仍然固执己见、执迷不悟、一成不变、一意孤行，其结果往往是受到客观规律的严厉惩罚。

四、自制力

意志的自制力品质是指在意志行动中善于控制和约束自己的能力。在意志行动中，困难不仅来源于外部客观条件，也来源于自身的心理过程，如不良的情绪就会影响一个人目标的实现。为了实现自己的目标，必须控制和约束这些不良的情绪，这就是意志的自制力品质。意志的自制力品质主要表现在对自己的情绪、愿望、动机、兴趣、爱好、注意力等心理过程进行控制和约束，以便能够实现自己的目标。和意志的自制力品质相反的是任性，任性是指不能控制和约束影响目标实现的情绪、愿望、动机、兴趣、爱好、注意力等心理过程。一个任性的人，是缺乏自制力的人，由于不能有效地控制自己的情绪等心理过程，所以经常受情绪等心理过程的支配，这肯定会影响意志行为，使得意志行为达不到目的。

第五章 注意过程

学习目标

完成本章学习内容后，学生应能：

1. 掌握注意的概念
2. 了解注意的种类表现
3. 熟悉注意的品质

第一节 概 述

一、注意的概念

注意（attention）是意识的一个属性，是人的心理活动或意识对一定事物的指向和集中。所谓意识，是心理过程和属性，一般来说，可以看成是觉醒状态下的觉知。注意就好像是意识的聚光灯，使感觉清晰；它作为外部信息进入主观的阀门，使中枢做好准备对刺激进行反应。可以说，注意是高级心理活动的条件。注意的基本作用还在于选择信息，使之处于心理活动或意识的中心，以便能被有效地记录、加工和处理。

注意对心理活动有特殊意义。我们生活在大千世界，可以感知的对象无穷无尽，但在某一时间里，人们只能去感知、思考有限的少数对象。这不仅受人们能力的限制，而且有其特殊的意义：以少数对象作为心理操作的对象，它们就能被突出出来，从而被清晰而充分地认识。

注意具有指向性和集中性。注意的指向性是指心理活动选择某一事物为对象而离开其他事物；集中性是指注意时“全神贯注”，表现在心理活动的紧张性或强度上。指向性和集中性是紧密相关的。在全神贯注地注意某一事物时，人的意识指向的范围也大大缩小。

二、注意的生理基础和外部表现

注意是有机体的一种定向反射。定向反射是由周围环境的变化引起的。客观事物的出现、消失、增强、减弱及性质上的变化，都会引起定向反射，但若刺激持续作用或多次重复，定向反射则会消失。因此，定向反射是对新异性事物的反应。定向反射发生时，伴随着许多身体反应，如感受器官朝向刺激物，肢体血管收缩而头部血管舒张，手掌皮肤电阻降低，皮层进入兴奋状态等等。

脑干网状结构对注意的唤醒和保证注意的选择功能有重要的作用。如果网状结构受到损伤，不但不能传递信息，而且使皮层紧张度急剧下降，机体陷于昏迷状态，注意严重失调。脑的边缘系统既是调节皮层紧张度的机构，也是对新旧刺激物进行选择的机构。如果这部分受到损伤，将引起整个行为选择的破坏。

产生注意的最高部位是大脑皮层，这里是注意的最高中枢，它不仅对皮层下组织起调节、控制作用，而且起着主动调节行为、对信息进行选择的重要作用。具体地说，注意是某种动因引起的一种大脑皮层上的优势兴奋中心的负诱导。当刺激作用时，大脑皮层上有关刺激作用的相应部位便产生优势兴奋中心，这个中心对其周围区域的皮层有一定的抑制作用；一个兴奋点诱导其周围产生抑制，称为负诱导。负诱导过程使人更集中、更清楚地反映引起这一优势兴奋中心的那些刺激，这就是注意过程的机制。

三、注意的种类

根据引起注意及维持注意的目的是否明确和意志努力程度的不同，可把注意分为三类。

1. 不随意注意　不随意注意是一种没有预定目的、不需付出意志努力的注意，也叫无意注意。引起不随意注意的原因包括刺激物本身的特点及人自身的状态。一般来说，刺激物强度较大、与周围环境成鲜明对比而有新异性、具有运动性或富于变化等，都易于引起注意。人们常将这些因素运用于建筑、装潢、广告、服装、玩具等的设计上，以吸引人的注意力。另一方面，人们自身的主观状态，如需要、兴趣、情绪、态度以及对事物所持的期待等，也都影响着人们的无意注意。当然，知识和经验也是重要的因素。

2. 随意注意　随意注意又称有意注意，是有预定目的、需付出一定意志努力的注意。我们要学习一种新知识，完成某项工作，就需要把注意力积极投入到对象上去。为了能理解、掌握对象，或是顺利地完成工作，就要自觉地付出努力，甚至需要克服一定的困难，以使注意指向、集中于当前的对象。

随意注意是在不随意注意的基础上发展起来的，它是人特有的一种心理现象，是语言被纳入到心理活动后的结果，是由语词意识支配的。人们通过语言，根据一定的任务来指导注意的活动，因此，即使在没有具体事物存在的情况下，也可通过语言来实现心理活动的指向集中作用。

随意注意受多方面因素的影响，包括活动的目的与任务、对活动的兴趣和认识、人的知识经验、活动的组织、人的性格及意志品质等。然而，由于随意注意是一种自觉的过程，即使是在有相当多的干扰情况下，经过意志努力，随意注意也是可能发生并维持的。

3. 随意后注意　随意后注意又称有意后注意或继有意注意，它是一种有自觉的目的，但无须意志努力的注意，因此它兼有不随意注意和随意注意两方面的某些特点。比如，人在初学一项技能时，原本不感兴趣，但为了工作需要，不得不付出很大努力去学习，这时他的注意是随意注意；但很快学习入了门，也有了兴趣，即使不用付出意志努力也能从事这一学习，这时的注意就是随意后注意。

由于随意后注意兼有不随意注意和随意注意的某些特点，它既服从于当前的活动目的与任务，又能节省意志的努力，因而对完成长期、持续的任务有很大益处。

第二节　注意的基本品质

一、注意广度

注意广度也就是注意的范围，是指人在同一时间内所能清楚地把握的对象的数量。一项最早的研究是这样的：抓一把黑豆撒向一在黑色背景上的白盘子中，当然只有部分黑豆落在盘子内，其余的都落入黑背景中去了；待盘中的黑豆刚一稳定下来，要被试者立即报告盘中有多少黑豆。一千次实验结果表明：当盘中黑豆多至 5 个时，报告开始出错；到 8 至 9 个时，错误估计的次数尚不超过 50%，多于 9 个时，错误率大增，且都倾向于把黑豆数量低估。由此可知，视觉的注意广度大约是“7±2”。当然，对于不同对象，注意广度不同。彼此不相关的外文字母的注意广度只有 4～6 个。此外，被注意的对象越集中，排列得越有规律，注意的广度也越大。

二、注意的稳定性

注意的稳定性是指注意在一定时间内相对稳定地保持在注意对象上。这是注意在时间上的特征。它可以用一定时间内工作效率的变化来表示。

由于人的感受性不能长时间地保持不变，总有间歇地加强和减弱，因此，注意力也表现出时高时低的周期性变化，这叫做注意的起伏现象。这种现象即使在相对稳定的注意中也是存在的。

注意的稳定性受许多条件的影响，包括刺激物的强度和持续时间，刺激物在时间和空间上的确定性，活动内容和活动方式的多样化，对活动结果的了解以及个体本身的身体状态与情绪、态度等。

三、注意的分配与转移

注意的分配是指在同一时间内，把注意分配到两种或几种不同的对象或活动上，这是实际生活和工作的需要。比如，学生上课时需要边听讲边记笔记，他必须把注意分配到两种活动上。然而，对注意进行分配是有条件的。它要求同时进行的几种活动达到一定的熟练程度或自动化程度，起码在几种活动中只能有一种是不熟悉的。此外，注意的分配与刺激的性质也有关。通常，人们是在不同的感觉通道间分配注意，如边听边写、边吃边看、边走边说等。如果两种任务要求用同一类心理操作来完成，则出现注意分配困难。如一边背诵一边听讲，必然顾此失彼，至少有一方面的活动要受到影响。

当环境或任务发生变化时，注意从一个对象或活动转到另一个对象或活动上，这叫注意的转移。注意转移的质量与速度依赖于前后活动的性质和人对前后活动的态度。如果人们觉得后面的活动有趣，便很容易转移，反之则困难。

注意转移与分心不同。转移是任务的要求，随整个当前活动的改变而改变。分心是指注意偏离了当前进行的活动，背离了活动的要求，是由与任务无关的刺激的干扰引起的，是注意的一种障碍或缺陷。

第六章　人　格

学习目标

完成本章学习内容后，学生应能：

1. 掌握人格的概念
2. 了解人格的特征
3. 熟悉人格的主要内容
4. 了解能力的概念及其与智力的关系
5. 熟悉气质的概念及其分类
6. 熟悉性格的概念及其特征表现
7. 熟悉需要的概念
8. 熟悉动机的概念
9. 掌握人格发展的过程及人格形成的标志
10. 了解人格障碍的概念、主要种类及主要临床表现

第一节　人格的概念

一、人格的定义

人格（personality）一词来源于拉丁文“面具”（persona）。面具是舞台上演员所戴的用具，以反映剧中人物的特殊身份和形象。我国京剧中的脸谱就带有面具的特点。把面具一词引申为人格有一定道理。实际上我们每个人在人生舞台上都“扮演”了一定的角色，这种形之于外的，处于公共场合的自我，代表了人格的一个方面。尽管在社会生活中我们都是以各种角色的身份出现，但每个人还有他独特的内心世界（内在的自我）。而恰恰是这种常常隐蔽的内在的自我决定了一个人的主要精神风貌，决定了他与别人的区别，也使他“扮演”的角色具有独特的韵味。

关于人格的定义，说法较多，尚无统一、准确的解释。一些心理学家从心理的差异性方面来理解，喜欢使用个性（individuality）这一概念。如前苏联心理学家捷普洛夫认为：“心理特征完全相同的两个人是不可能找到的。每个人都具有与他人不同的许多特点，这些特点的总和，就形成了他的个性。”还有一种理解，强调人格是一种内在的结构与组织。如吴伟士认为：“人格是个体行为的全部品质。”卡默龙认为：“人格是交互结合的行为系统的动力组织。”此外，还有的心理学家强调生活环境和社会的影响，把人格看做是适应的产物。肯卜夫将人格定义为：“人对环境进行独特的适应中所有的那种习惯系统的综合。”

上述心理学家从不同侧面提出了人格概念的基本要点。我国心理学家陈仲庚认为：“人格是个体内在的和行为上的倾向性，它表现为一个人在不断变化中的总体和综合，是具有动

力一致性和连续性的持久的自我，是人在社会化过程中形成的给予人特色的身心组织。”为了便于记忆，我们可将人格理解为：人格是决定一个人适应环境的独特的行为模式和思维方式，是个人比较稳定的心理特征的总和。

二、人格的特性

尽管不同的定义在表述方面不尽一致，但都强调了人格概念应具有的要点或特征，即整体性、稳定性、独特性、社会性和倾向性。

（一）人格的整体性

人格的整体性强调人是一个整体的人，人格特征的诸方面也是有机地联系在一起的，互相影响和制约，不应分割、孤立地看待某一方面的作用。人的各种特性也只有在作为整体的人中才有意义。例如坚持性，在一些人身上表现为坚韧不拔，顽强奋争；而在另一些人身上则会表现为顽固偏执、墨守成规。另一方面，从人格的形式来看，既有生物学方面的影响，又有环境和社会学方面的作用。强调一点不及其余是形而上学的观点。如近年来社会上流行的“从血型看性格”的说法，就是一种典型的生物决定论的观点。

（二）人格的稳定性

人格的稳定性强调内在、本质的自我具有持久性和稳定性。所谓“江山易改、本性难移”就有这个意思。稳定性随人格的成熟逐渐加强，但不是一成不变的。所谓稳定是相对的，而可塑则是绝对的。人格在个体与环境的相互作用中必然会不断被塑造而有所变化。在一些重大事件影响下或某些病理情况下，人格甚至会有明显的改变。

（三）人格的独特性

人格的独特性即个别性，强调的是个体差异。通俗地说是有特色，是这一个而非那一个。常言道：人心不同，各如其面，但同样是黑大汉，张飞粗中有细的鲁莽与李逵的鲁莽就有所区别。人格的独特性除了遗传因素外，也反映了它在形成过程中的各种印记。实际上个别性已包含了共同性的多种特点。即共性存在于个性之中，或者说个别性是多种共性的叠加。雷锋身上具有中国人勤俭、忍耐的美德，农民儿子的质朴，士兵的忠诚和服从，男子汉的坚毅以及共产主义战士的博大胸怀等。与其说人格心理学注重研究个别性，倒不如说注重研究某些特殊的共性。

（四）人格的社会性

人格的社会性可以理解为体现在个人身上的社会化程度或角色行为。因为人是社会性动物，所以人性中包含了社会性。文化的影响、社会对各种角色行为的规范不可能不在人格中有所体现。按马克思的观点，人的本质，……是一切社会关系的总和。强调人格的社会性并没有抹杀内在的、区别于他人的自我。外在的自我总是内在自我的折射，角色行为也必然会体现出人格的力量。

（五）人格的倾向性

人格的倾向性反映个体行为动力方面的内容，决定了一个人行为模式或惯常方式的方向。它是由在生活经历中所形成的价值观、需要和动机等决定的，如鲁迅所提到的“贾府里的焦大不会爱林妹妹”就说明了这个道理。注重人格的倾向性，对于人类行为因果关系的研究具有重要意义。

第二节 人格包含的主要内容

人格是一个人各种稳定的心理特征的总和，而这些心理特征主要表现为能力、气质、性格等方面。习惯上将这些内容称为个性心理特征。

一、能力

（一）能力与智力的概念

能力（ability）是直接影响活动效率，使活动顺利完成的个性心理特征。能力可分为一般能力和特殊能力两类。一般能力是指在许多基本活动中都能表现出来的能力，如观察力、记忆力、运动能力等；特殊能力是指某种专业活动中所需要的能力，如音乐家对音色的分辨力，演员的模仿、表现能力等。

与能力有关的另一个概念是智力（intelligence）。其实这两个概念有时很难区别，不同之处是能力概念的范畴更大些。因为能力包含了人的整体的功能（如运动能力需运动系统的参与），而智力则更多地偏重于脑的功能。就智力的个体发展来说，从出生到青春期，伴随年龄智力等速增长，以后逐渐减缓，到20～34岁时达高峰，中年时保持在一个较稳定的水平，到了老年开始逐渐衰减。当然，如果进一步区分，智力在不同方面的内容的发展变化也是不同的。

就群体来说，智力在人群中表现为常态分布。即智力非常优秀和较差的处于两个极端，而绝大多数人处于中间水平。

与智力有关的另一个概念是智力商数（intelligence quotient），简称智商（IQ）。智商是通过智力测验得出来的结果，是对智力水平间接的推测和评估。由于取样和测量可能带来的偏差，由智商推测智力不是绝对的。一般来说，一个人的智力水平在一生中是发展变化的，而智商却保持在一个相对稳定的水平，不要将这两个概念的意义混淆。

（二）能力与智力的变异

能力是有个体差异的。在完成某种活动时，需要各种能力最完备地结合，能使人迅速地、创造性地完成某种活动。这时可以认为，这个人在这种活动领域具有较高的能力，或者说他是一个在某一方面有才能的人。也就是说，各种能力最完备的结合叫做才能，如果一个人在某一方面或某些方面具有杰出的才能，这个人就被称为天才。

人的能力有大小，智力水平有高低，这是一个客观存在的现实。除了一般智力水平的差异，人在特殊能力方面也有所不同。如有的人体质较好，适合于搞体育；有的人耐心细致，在技巧性活动上有专长；还有的人擅长绘画和文学等。智力的表现也有早晚之分，有人“才华早露”，有人则“大器晚成”。

关于智力差异的原因，涉及遗传和环境的影响。不可否认，生物学因素所造成的人脑神经系统结构和功能上的差异对于智力发展具有重要影响。一些由于患不同疾病所造成的大脑发育障碍或损伤而引起的智能低下从另一个方面证明了这一点。但是生物学因素只为智力的发展提供了基础而不是全部条件。对智力发展具有更重要影响的，是个体后天的生活环境和社会条件，特别是早期的环境。已有许多证据表明，人的早期心理发育条件对于人的心理成熟（包括智力）具有重大影响，这也是目前提倡重视早期教育的依据。

能力和智力是个性心理特征的重要方面，在一定程度上决定了一个人的成就。承认能力

（智力）的差别并对其进行鉴别，才能使人各有所用、各尽其能，对不同的人也能因材施教。从医学的角度看，这还有助于了解脑功能和器质方面的问题。但是我们也应该看到，智力并不是决定一切的，人作为一个整体，心理的诸方面也在互相影响，同时心理因素还与生物及社会因素相互制约。谈到成就问题，一些非智力因素（如意志、性格、动机等）也起很大作用，因此，我们不应片面理解智力的作用。

二、气质

（一）气质的概念

气质（temperament）是人典型的、稳定的心理特征，它与人的生物学素质有关，并使人格染上独特的色彩。

气质表现在各种心理活动的动力上。它主要表现为个人心理活动过程的速度和稳定性（如知觉的速度、思维的灵活度、注意集中时间的长短等），心理过程的强度（如情绪的强弱、意志努力的程度等），以及心理活动的指向性（倾向于外部事物或倾向于内部体验）。

（二）气质类型

关于气质的分型有多种提法，有人认为与体型有关，也有人认为与激素有关。古希腊著名医学家希波克拉底按人的 4 种体液（血液、黏液、黄胆汁和黑胆汁）的多寡来区分和命名气质，提出多血质、黏液质、胆汁质和抑郁质 4 种类型。这种提法虽缺乏科学根据，但在人们日常生活中能见到这 4 种气质的典型代表。这 4 种类型的名称也被许多学者所采纳，并沿用至今。巴甫洛夫根据神经过程的基本类型（强度、均衡性及灵活性）的不同结合，把高级神经活动分为 4 种类型：活泼型、安静型、兴奋型和抑制型，与希波克拉底提出的 4 种气质类型也是相吻合的（表 6-1）。

表 6-1　气质类型与相应神经反应过程特性的关系

气质分型		神经反应过程		
希氏分型	巴氏分型	强度	均衡性	灵活性
多血质	活泼型	强	均衡	灵活
黏液质	安静型	强	均衡	不灵活
胆汁质	兴奋型	强	不均衡	灵活
抑郁质	抑制型	弱	不均衡	不灵活

（三）气质的意义

气质是人格赖以形成的条件之一，它体现了人格的生物学内涵。目前对与气质相关的一些体质研究（如身体类型、激素与腺体、血型等）还是间接的，对气质形成的作用尚待证实，而对人格形成的影响就更微乎其微了，因为后者的形成与发展主要依赖于社会文化的影响。

气质主要表现为心理活动的动力和方式，而不涉及其方向和内容。因此就一个人活动的社会价值和成就来说，气质无好坏之分。任何气质都有其积极方面和消极方面，具有任何一种气质的人都可培养和发展成为社会所需要的有用之才。如俄国 4 位杰出的文豪赫尔岑、克雷洛夫、普希金和果戈理就分别属于多血质、黏液质、胆汁质和抑郁质。

在人的适应与工作的选择方面，不同气质类型是有一定影响的。如演员要求外向、灵活、可塑性强，多血质就比较合适。这对于职业选择和工作分配等也具有一定意义。此外，一些研究表明，不同的气质类型对人的心身健康也有不同影响。情绪不稳定、易伤感、过分性急、冲动等特征都不利于心理健康，有些就是心身疾病的易感因素。当然，气质作为人格的一个方面还要受内外条件的影响和制约，并非决定一切。我们认识气质，就是要尽力发挥每种气质的积极面，克制其消极面。

三、性格

（一）性格的概念

性格（character）是个体在社会实践活动中所形成的对人、对己、对客观现实所持的稳固的态度以及与之相适应的习惯了的行为方式。与人格的概念相比较，我们会发现二者没有实质上的区别，以致这两个概念常常混用。

性格是人格的核心部分，受人的意识倾向性的制约，反映一个人的生活经历，体现了人格的社会性内涵。故受社会规范的制约。从伦理道德的角度，有肯定和否定的性质，如诚实-虚伪，大方-吝啬等。

（二）性格的特征

1. 意识倾向性　表现在对现实的态度方面，如对人有善良、怜悯、傲慢等；对事物有责任心，有条不紊或漫不经心；对已有自信、谦虚或自以为是等。

2. 意志特征　在对行为的控制方面，表现为性格的意志特征。有人始终如一，坚定不移；也有人半途而废，见异思迁。

3. 情绪特征　在对情绪的控制方面，表现为性格的情绪特征，如开朗、郁闷。

4. 理智特征　在认知活动的特点与风格方面，表现为性格的理智特征，如有人善于思考、创新，有人则因循守旧。

（三）性格的意义

由于性格的形成更多地依赖于后天的环境，因此性格与气质相比具有更大的可塑性。性格在某种程度上反映了家庭、学校和社会生活的影响。家庭为一个人的性格形成奠定基础，父母双亲对儿童的态度及教养方式，在很大程度上决定了儿童对他人的态度，早年生活中的遭遇会给成年后的性格投下阴影。由于性格的表现具有社会意义，因此我们应该注重儿童良好性格的教育和培养，特别是注重早期教育和创造良好的环境。

性格形成后具有相对的稳定性，因此可以通过一个人的一贯行为了解他的性格，知道一个人的性格也可以预测他的行为。不过，我们对人的行为的把握，应该是动态、全面的，不应机械地套用某些性格特征，给人加上某种标记就完事大吉。这样会导致对人的认识表面化、刻板化。

四、需要与动机

个性倾向性是人格的重要方面，它是个体行为的内在动力和基本原因。个性倾向性包括需要、动机、兴趣、信念和世界观等内容，这里介绍需要和动机。

（一）需要

1. 需要的概念　需要（need）是个体和社会的客观要求在人脑中的反映，表现为人对某种目标的渴求和欲望。需要是心理活动与行为的基本动力。换句话说，没有需要，心理活动和行为就失去了目的和意义。推而广之，生物体的一切活动归根结底都是为了满足需要，没有对象的需要是不存在的。人的需要表现得多种多样，非常复杂。

2. 需要的分类　按需要的起源和发展，可将人的需要分为生物性需要和社会性需要。生物性需要指维持个体保存和种族延续而产生的需要，如空气、食物、水、休息、配偶等；社会性需要指人在社会活动中为适应社会生活而产生的需要，如交往、求知、劳动、尊重等。按需要对象的性质来分，需要又可分为物质需要和精神需要两类。

美国人本主义心理学家马斯洛认为，需要的满足是人的全部发展的一个最基本原则。他通过对各种人物的观察和对一些人物传记的考查，提出了需要的层次说。他将需要划分为5个不同的层次，从最低层次的生理需要，到最高层次自我实现的需要（图6-1）。

马斯洛认为，生理需要是其他各种需要的基础，只有当人的一些基本需要得到满足后，才会有动力促使高一级需要的产生和发展，“自我实现”是人类需要发展的顶峰。

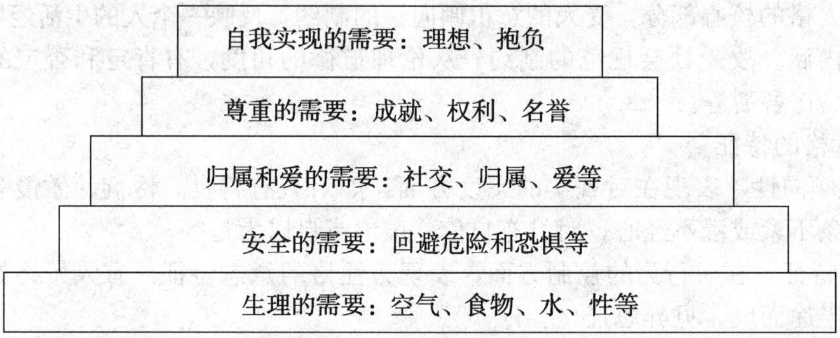

图6-1　马斯洛需要层次理论

马斯洛还提出不同年龄阶段需要的主题是不同的，如婴儿期主要是生理的需要占优势，而后这种需要逐渐减弱，安全的需要、归属与爱的需要依次递升；到了青少年初期，尊重的需要日渐强烈；到青年晚期，自我实现的需要开始占优势。这是一种波浪式的递进，低一层的需要不一定完全满足才产生高一层需要，它不是一个简单的阶梯。从横断面上看是一个阶梯，但从发展上看却是波浪式的（图6-2）。

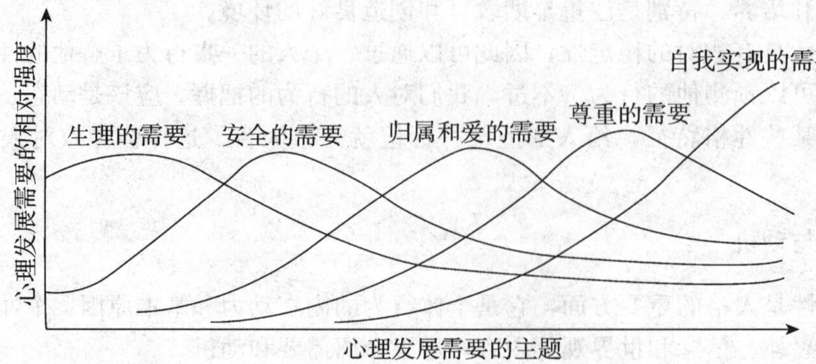

图6-2　需要层次的演进

（二）动机

1. 动机的概念　动机（motivation）是指能引起、维持一个人的行动，并将该行动导向某一目标，以满足个体某种需要的意念活动。动机也可被看做是一种内在动力（内驱力）。动机是个体的内隐活动，而行动则是这种内隐活动的外部表现或结果。动机对于个体的行动具有始动功能、导向功能、维持功能和强化功能。

2. 动机产生的条件　动机的产生需要具备两个条件：

（1）内部条件：动机产生的内部条件即需要的存在，它引起一种内部的紧张状态。

（2）外部条件：动机产生的外部条件就是外部的刺激或诱导，它进一步加强这种紧张或焦虑，并使动机的产生和进一步的行动成为可能。图 6－3 是对需要、动机和行动相互关系的说明。

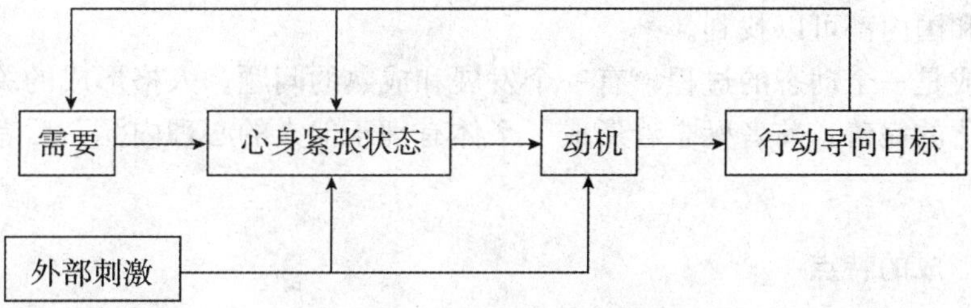

图 6－3　需要、动机和行动相互关系图

动机是在需要的基础上产生的，它是需要的动态表现。但是需要并不等于动机，失去动机，需要就仅仅停留在一种静止状态，而不会有进一步的行动来使需要得到满足。例如一个贫病交加的人躺在床上，毫无疑问他有物质需要（食物、营养、药品等）和解除病痛的需要；但是如果缺乏外部条件，没有人提供帮助或者他自身也不去想办法来获得上述物品以及解决病痛，那么他只能“卧以待毙”。

3. 动机的分类　像需要一样，动机也可以分为生物性动机和社会性动机两大类：

（1）生物性动机：生物性动机也可称为原始性动机或生理性动机，与解决基本的生物学需求有关。这些动机常常是与生俱来的一种本能，所谓“食、色，性也”就是这个意思。此外像“母性行为”、“趋利避害”、“探究行为”以及“寻求刺激”等也都属于这类动机。

（2）社会性动机：社会性动机也可称为继发性动机或心理性动机，与心理和社会需求有关。这些动机是经过学习而获得的，包括亲和、归属、认同、独立、成就等内容。

4. 动机冲突　行动（为）虽然是由动机决定的，但并非是一对一的关系。类似的动机可能表现为不同的行动，而类似的行动背后也会有不同的动机。当多个动机同时存在时，有时可表现为相互矛盾的状态。此时个体难以决定取舍，表现为行动上的犹豫不决，陷入了一种动机冲突状态（也称心理冲突）。

心理学家将动机冲突归为三种基本类型：

（1）双趋冲突：指两种对个体都具吸引力的需要目标同时出现，而由于条件限制，个体无法同时采取两种行动所表现出的动机冲突。虽然“鱼与熊掌不能兼得”，但又难以取舍，因为二者均是所需要的。

（2）双避冲突：指个体回避一个威胁性目标的同时，又面临另一个威胁性目标的出现，反之亦然。所谓“后有追兵，前遇大河”正是说明这种处境。

(3) 趋避冲突：指个体的动机为满足某一需求，指向一个目标的同时又产生了一个受威胁的目标而需要回避。所谓“想吃鱼又怕腥”，既想又怕，就是这种冲突的表现。

动机冲突可以造成个体不平衡、不协调的心理状态。严重的心理冲突和持续时间较长可以引起个体的心理障碍，影响心身健康。

第三节 人格的形成与发展

一、人格形成的概念

人在刚出生的时候，还不能说具有人格，只能说具有人格形成的基础。如果个体没有机会经历正常的人类社会生活，他的人格就不能形成，或出现人格障碍及偏移。这样的例子在国外（狼孩）和国内都可以找到。

人格的形成是一个动态的过程，有一个发展和成熟的问题。人格形成的关键是自我意识的确立和社会化的完善，前者标志着形成了个体有别于他人的心理内涵，后者标志着完成了社会角色的认同。

二、人格形成的特点

首先，人类与其他动物相比，有较长的生理不成熟期，需要依赖他人生活。在这样长的幼稚期内，特别是早期的生活经验，对人格的形成产生重要影响。

其次，人类依赖于遗传的固定行为模式（本能行为），在成年人的行为表现中占有极有限的地位，人类行为主要是社会行为。由于人类社会生活日益复杂，需要不断学习和适应，人类的行为也变得越来越复杂，这给人格的发展提供了广阔的空间。

此外，根据一些心理学家的观点，人格的发展可划分为不同的阶段，每一阶段都有其发展的特定主题，即存在某些“关键期”。如果不能顺利度过这些关键期，人格就会出现某些偏差。

三、人格形成的决定因素

（一）遗传潜能

遗传决定了一个人的身体素质，气质类型较多地决定于素质。智力的某些方面，如记忆、注意广度、活动水平、反应能力等属于流体智力，与人的生物学因素关系密切。但是单纯的遗传因素仅预示着一种潜能，后天的学习、经验以及发展条件等是潜能得以显现的必要条件。正如种子如果没有合适的土壤，没有充足的水分、温度、阳光等条件，最终不会长成一棵健壮的植株一样。

（二）共同经验

所谓共同经验是指不同个体处于相同的文化背景中所接受的某些共同的价值观念、风俗习惯、行为方式等。文化背景不同，所具有的影响也不同。

文化圈指不同的社会、文化、种族等，可以影响人格的大体背景和方向。如东方人含蓄、内向，西方人率直、外向等。

亚文化群是指可由地域、经济阶层、民族等多种因素的影响来划分的环境，亚文化群的共同文化又给人格以不同的影响。如我们说到南方人的灵秀，北方人的豪放等。

角色规范是指社会文化对各种角色行为有一定的期望和要求，如对军人要求严守军纪、服从命令，对医务人员要求技术精湛、医德高尚。社会文化对一个人在不同场合的表现也有要求，如朋友间聚会可以无拘无束、开怀说笑，在葬礼中则需庄严肃穆以表示哀悼。遵循角色规范实际上是社会化的要求和对人格的塑造。

（三）独特的经验

每个人的经历不同，经验也不一样。尽管许多文化因素是共同的，但每个人都是以独特的方式对环境的要求作出反应。先天的生物学差异会给人的心理带来不同影响，有些人因容貌出众而自负，有些人因先天不足而自卑，也有人因此而奋进。其他如家庭出身、生活条件、与周围各种人的交往，都会使个体获得不同的感受。而某些特殊经历，如早年失去父母、家庭破裂、身患残疾、重大社会变革，甚至居住地迁移、经济状况改变等也都会给心灵打上不同烙印、对人格的形成带来影响。

总之，人格的形成是多方面因素所决定的。重视这些因素，对于认识、把握人格具有重要价值。

四、人格形成的标志

（一）自我意识的确立

自我意识也叫自我概念，是一个人对自己的认识，包括自我评价、归属感（角色认同）、形象感等。自我意识的确立有一个发展过程，是在与自然和社会的交往中逐渐形成的。自我常常借助于他人的眼睛为“镜子”，以别人的评价作为间接依据来形成对自己的认识。

一般婴儿在半岁左右能分辨自身与外界事物；1岁时有了自我认定，觉察到名字与身体是同一体；两岁的儿童开始有独立的愿望，并有被尊重的需要；4～6岁时出现自我评价，并以道德感作为行为好坏的标准；自我意识的真正确立是在青春期以后。随着体格发育和性发育的成熟，青少年日益把注意力指向自身，开始有成年人的独立感，并在心理上摆脱对监护人的依赖，进入“第二断乳期”。有人称此阶段完成了一体化过程的“统我”形成，在人格的发展阶段中具有重要意义，因为此时标志着自我是独立、完整和统一的，人格也开始具有相对的稳定性。

自我意识形成后并非固定不变，而是在社会实践中不断地改造和完善的。孔子自称：“吾十有五而志于学。三十而立、四十不惑、五十知天命、六十而耳顺、七十而从心所欲，不逾矩。”说明了人活到老学到老，自我意识不断更新的过程。

（二）社会化的完成

社会化是指个体的观念及行为被纳入到社会规范中的过程，换言之，是使自然的人成为社会的人，个体成为社会中的一个成员，按照社会的要求确定自己的角色行为的过程。没有社会化这个阶段，就不可能形成真正的人格。

社会化并非等人长大成年走上社会才开始。当一个幼童用手抓饭吃的时候，当一个孩子随意便溺的时候，因为不符合社会规范和要求，周围的大人常常会做出“不行”、“不好”的反应，这就是社会化的开端。

社会化的形式常常以各种禁忌和赞许的方式出现。如一个社会要求其成员接受相应的文化、风俗和习惯，遵从一定的价值观、道德观，遵守各种规章、制度、纪律和法律。一个人从小到大接受了父母的养育、家庭的熏陶、学校的教育，经历了各种直接和间接的奖惩，社会文化已潜移默化地渗透到他的观念和行为中，其人格也就必然与社会需求紧密联系起来了。

第四节 人格障碍

一、人格障碍概述

(一) 人格障碍的概念

一般来说，我们很难在正常人格与异常人格之间划出一条明显的界线。《国际疾病分类》(第9版)(ICD-9)中定义的人格障碍是指个体的人格和行为倾向存在严重的失常，且并非直接源于脑部的疾病、损伤或其他损害或者因另一种精神障碍所致。它通常涉及人格的几个方面，几乎总会导致明显的个人痛苦和社会危害，一般从儿童期或青春期开始显现并持续至成年期。

(二) 人格障碍的病因学

目前人们对人格障碍的病因认识还很不够，有人提出了遗传因素和各种早年经历与发病有关。早年的生活经历与成年期诊断人格障碍的间隔时间很长，这给研究带来了困难。由于缺乏科学的研究，到目前为止已建立的有关理论都是基于成年阶段的回顾性叙述或基于精神分析的解释，尽管并无证据支持这些观点。

另外某些人格障碍和与其相似的精神障碍有一定的联系。分裂样人格障碍与精神分裂症的某些特征之间的相似性，使得人们觉得分裂样人格障碍是精神分裂症的部分表现；强迫型人格障碍与强迫症之间也有相关。但是，由于这些疾病的病因也没有十分明确，所以这一论点也没有得到证实。

(三) 人格障碍的诊断

人格是一种连续变量，很难精确地找到一个分界点来判断类别。正常人格和异常人格之间如此，人格障碍各类型之间也是如此难以确定。许多病人具有一种以上人格障碍诊断标准中的特征。而且，人格障碍经常与其他心理疾病有共病现象。

因此必须达到人格障碍总的诊断标准才可以考虑人格障碍的诊断，这里引用《国际疾病分类》(第10版)(ICD-10)中的诊断标准：

1. 个人的特征性和持久的行为模式明显偏离文化规范，伴随认知（如感知和解释事物的态度和方式）、情感、冲动控制、欲望满足、与人相处的方式等领域中一种以上发生偏离的情况；
2. 这种偏离广泛存在，行为难以矫正，且在大多数情境中有社会适应不良或功能障碍；
3. 有个人痛苦或对他人有不利影响；
4. 这种偏离稳定且长期存在，通常开始于儿童晚期或青春期；
5. 偏离的行为不是因其他精神障碍所致；
6. 偏离行为不是因脑损伤、疾病或功能障碍所致。

二、常见的人格障碍类型及其临床表现

(一) 偏执型人格障碍

这类人敏感多疑、十分固执、自负。他们妄自尊大，相信自己有很强的能力，注定能成就一番事业，一旦成就甚微，会认定是他人阻碍了自己的发展，同时他们又极易产生羞愧感和耻辱感。嫉妒心强，朋友很少，时常提防别人，让旁人感到很难与之相处。婚后多疑更加

明显，总怀疑配偶的忠诚，性嫉妒很常见。这类人易怒、好争执，常会无端地认为自己被贬低，受到威胁。他们有强烈的自我权利意识，并会为此陷入争论，直到他人都放弃为止。

（二）分裂样人格障碍

这类人情感冷淡、疏远他人、喜欢独处、缺乏幽默感、十分内向，喜欢生活在自己的复杂的内在幻想世界之中，但缺乏情感的内容。他们不善于表达自己的情绪，几乎没有兴趣建立性关系。因为他们与人相处时会感到局促不安，无法建立亲密关系，所以他们选择离群索居，自我封闭，对知识的兴趣大于对人的兴趣。

（三）分裂型人格障碍

这类人言语离奇、情绪反应不适当，且行为怪异。一般认为此型人格障碍与精神分裂症有关。他们多存在社交焦虑，与人相处时总会感到紧张不安，人际关系差，总认为自己与别人不同，缺少朋友。这类人总认为什么事情都和自己有关，心里有很多猜疑、怪异的信念、奇特的想法和不寻常的知觉体验。他们还有离奇的言语，如不寻常的造句、用词等。

（四）反社会型人格障碍

这类人冷酷无情，从不顾及别人的感受。他们忽视他人的权利，行为冲动，常因酗酒或物质滥用而加重，无内疚感，不能吸取教训。他们的性生活中也很少有温情可言，对性伴侣和他人甚至儿童采取残忍或侮辱人格的行为。他们的人际关系肤浅而短暂，不负责任，不遵守社会规则，反复触犯法律，且其犯罪行为通常始于青少年时期。这类病人做事缺乏目标和计划，常冒险，不顾自己和别人的安全。易激惹，愤怒之际会以暴力袭击他人。伴有明显的缺乏罪恶感或悔恨，逃避责任，总把应负的责任推卸于人，并将自己的过失合理化。他们极具欺骗性，并惯于挥霍。

（五）边缘型人格障碍

这类人的行为有显著的不稳定性，个性软弱，冲动控制能力差。以非理性思维为主，采用不成熟的防御机制，如投射与否认。他们有紊乱的或不肯定的自我形象，紧张而不稳定的人际关系，竭力避免被抛弃，反复的自伤行为，长期感到空虚。

（六）冲动型人格障碍

这类人因不能适当地控制自己的情绪，因此情绪很不稳定，而很容易出现突然的、不可抑制的愤怒，但随后他们常为之感到后悔。这些暴怒并不限于言语，也包括躯体暴力，后者有时可引起严重的损伤。但是与同样表现为暴怒发作的反社会人格障碍者不同，他们在人际关系方面没有其他的困难。

（七）表演型人格障碍

这类人自我戏剧化明显，当众大发脾气以及寻死觅活。易受重要人物的暗示和影响，遵循别人的品味和意见，并追随最新的时尚。为了寻求刺激和注意，他们会无休止地追逐新的体验，但易于厌倦，仅有短暂的热情。他们的感情肤浅易变，以戏剧化的方式流露自己的感情，表现得淋漓尽致而且令别人筋疲力尽。但是他们的情感抒发得缺乏深度，往往很快恢复如初，并对别人不能像自己那样把刚才的情景忘掉而感到奇怪。这类人行为轻佻，并有不恰当的诱惑举动，他们的性感受和其他情感一样肤浅，常常难以达到性高潮。这类人过分关注自己身体的吸引力，不惜花时间和金钱来打扮自己。总以自我为中心，习惯把自己的利益和享受放在第一位，苛求他人。而且，他们自我欺骗的能力很强，病理性说谎和诈骗是典型的行为表现。

（八）自恋型人格障碍

这类人过于自负，沉浸于巨大的成功、权力、美貌或聪明才智的幻想之中。认为自己与众不同，期望别人羡慕自己，并给以他们特殊的待遇。他们利用别人而不顾及其感受，不会对别人抱以同情。嫉妒别人，并希望别人以同样的方式嫉妒自己。他们傲慢、目空一切、骄傲自大，好以救世主的地位自居。

（九）回避（焦虑）型人格障碍

这类人处于持久的紧张状态，感到不安全，缺少自尊。感到自己社会地位低下，缺少吸引力，总认为与人交往会遭到拒绝、反对或受到指责，并担心被嘲笑，尽量避免与陌生人接触。他们害怕困难，避免承担风险。他们避免社交活动，几乎没有朋友，难以发展亲密关系。但与分裂型人格不同，他们不是情感淡漠，而是十分渴望社会交往但力不从心。

（十）依赖型人格障碍

这类人总是让别人承担他自己做出人生中重大决定的责任，通常显得意志薄弱，过于屈从他人意愿。但是，他们一般不会直接向他人提出要求，而是通过自己无法解决问题的表现间接地提出。这类人显得精力不足，感到自己不能照顾自己，当他们必须这样做时就会忧心忡忡。缺乏自信，回避责任，需要过多的帮助才能作出决定且会反复寻求劝告和承诺。

（十一）强迫型人格障碍

这类人过分专注于细节、规则、秩序和计划。过分追求完美，把日常生活工作变成了不必要的负担，使人沉浸于琐碎的细节当中。缺乏想象力，不能把握机遇。有较高的道德标准，做事过于认真负责及瞻前顾后。无法享受生活，缺乏幽默感，别人快乐也会令其不悦，会过分关心工作而忽视人际关系。很难适应新环境，不喜欢变化，固执己见并喜欢控制别人。他们对批评敏感，过分关注别人的看法。与别人几乎没有情感交流，但内心常针对那些干扰其生活常规的人酝酿着未表达的愤怒和恐惧。

三、人格障碍的评估与治疗

（一）人格障碍的评估

1. 按照DSM－IV或ICD－10中各种类型人格障碍的诊断标准（两者在诊断标准的条目上不尽相同）作出临床诊断。

2. 对个体人格的长处和弱点进行评估。评估长处的重要性在于治疗建立在有利的特征基础之上，并试图矫正其不利特征。

3. 对个体的境遇进行评估。对那些能加重病人异常行为的种种因素，应力图对其加以改变或避免。

（二）人格障碍的治疗

人格障碍和其他心理障碍的共病现象很常见，比如心境障碍和物质滥用，因此很难讲治疗后的改变是人格障碍的改变还是共病症状的改善。而且人格障碍者治疗依从性很差，治疗中的退出率很高。单纯药物治疗的疗效很差，对人格障碍的心理治疗时间需要很长，有人提出至少要2年以上。

对人格障碍的处理要根据病人的特点，帮助其寻求减少冲突的生活道路。设置合适的治疗目标，建立良好的医患关系十分重要。治疗计划应包括尽量帮助病人避免带来困难的处境，使之有机会开发人格中的优点，能更适应现实生活。

第七章 心理应激与危机干预

学习目标

完成本章学习内容后，学生应能：

1. 掌握心理应激与危机干预的概念
2. 了解心理应激的过程
3. 熟悉危机形成的主要原因
4. 了解临床常见的危机干预技术

第一节 心理应激的概念与模式

一、心理应激的概念

心理应激是个体“觉察”到环境刺激对生理、心理和社会系统过重负担时的整体现象，所引起的反应可以是适应或适应不良的。

（一）心理应激的刺激物

来源十分广泛，包括躯体的、心理的、社会和文化的，这些刺激物构成了心理应激原。

（二）把心理应激看做是一种反应

认为心理应激是紧张性刺激物作用于人的结果。在心理应激状态下，人不仅产生生理反应，而且也发生心理或行为反应。加拿大生理、心理学家塞里（1908—1982）认为心理应激是一种机体对环境需求的反应，是机体固有的、具有保护性的和适应性功能的防卫反应，从而提出了包含三个反应阶段（警戒期、阻抗期、衰竭期）的一般适应综合征（general adaptation syndrome，GAS）。

（三）心理应激是一种觉察到的威胁

心理应激发生于个体处在无法应对或调节的需求之时。它的发生并不伴随特定的刺激或特定的反应，而是发生于个体觉察或评价一种有威胁的情景之时。这种评价来自对环境需求的情景以及个体处理这些需求的能力的评价，由于个体对情景的觉察和评价存在差异，因此个体对应激性刺激（应激原）作出的反应也存在差异。

二、心理应激过程的模式

心理应激过程可以分为4个部分：输入、中介、反应和结果，如图7-1所示。

（一）输入部分——心理应激原

心理应激原是指环境对个体提出的各种需求，经个体认知评价后可以引起心理及生理反应的刺激。可分为四类：

1. 躯体性应激原　指作用于人的躯体、直接产生刺激作用的刺激物，包括各种理化和

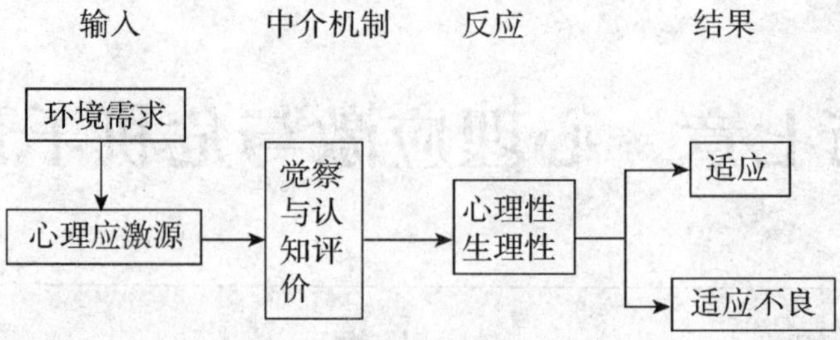

图 7－1　心理应激过程的模式

生物学刺激物。例如高温、低温、辐射、电击、强烈的噪声、损伤、微生物感染和疾病等。这些刺激物在引起生理的应激反应的同时，往往也引起人们心理对于躯体损伤的恐惧和焦虑。

2. 社会性应激原　指那些造成人生活上的变化、并要求对其适应和应对的社会生活情境和事件。改变生活的应激原从社会群体的角度有社会动荡、战争、灾荒、社会经济制度的重大变化等；从个人日常生活角度有考试、就业、结婚或离婚、亲人患病、残废等。近几年的研究发现，不仅重大的生活变化，而且日常生活琐事也可以导致心理应激反应。例如，每天挤车上下班、频繁接待生人、处理各种家庭事务等，都可归入社会性应激原。

3. 文化性应激原　指因语言、文字、生活方式、风俗习惯、宗教信仰乃至民族性格等引起心理应激的刺激或情景。当一个人由一个民族聚居区（或一个国度、一种语言环境）迁移到另一个民族聚居区（或另一个国度、另一种语言环境）时，就会面临着生疏的文化环境的挑战，就可能产生适应和应对的需要和心理应激反应。

4. 心理性应激原　包括人际关系的冲突，个体的强烈需求或不切实际的预测、凶事预感、工作压力、心理冲突和认知障碍等。

（二）心理中介机制——对应激原的觉察与评价

人生中会遇到无数的心理社会性事件，但不是所有的事情都会引起人的心理应激反应，有些事情引起某些人的心理应激反应，而同样的事情对另一些人来说却不会引起心理应激反应，因为只有那些对人有意义的刺激物才能引起心理应激反应。某种事物对一个人的意义，在很大程度上取决于他对事物的认知评价。一件事情不管它是否真正对我们有威胁，但只要我们"认为"它是有威胁的，就可能引起我们的心理应激反应。

（三）心理应激引起的心理反应

1. 情绪反应　心理应激状态下的主要情绪反应有焦虑、愤怒、恐惧和抑郁，这些情绪反应又称为"情绪应激"反应。

（1）焦虑：焦虑是人对环境中一些即将来临的、可能会造成危险或灾祸的威胁需要做出重大努力进行适应时，主观上出现紧张和一种不愉快的期待。焦虑是心理应激下最常见的反应。适度的焦虑可以提高人的警觉水平，促使人投入行动，以适当的方法应对应激原，因此对人适应环境是有益的。过度的焦虑则是有害的，因为它妨碍人准确地认识、分析和考察自己所面临的挑战与环境条件，从而难以作出符合理性的判断和决定。

（2）恐惧与愤怒：如果把焦虑看做是尚未接触应激原，危险或威胁尚较模糊时产生的情绪反应，那么恐惧便是一种认为自己已经处于危险之中并企图摆脱明确的特定危险的逃避情绪（虽然两者有时难以截然区分）。恐惧多发生于身体安全和个人价值与信念受到威胁的情况下。对身体安全的威胁，多来自于躯体性刺激物，如躯体性疾病、动物和理化刺激物；对个人价值和信念的威胁多来自于社会性刺激物，如人际关系紧张，考试失败和不能晋升等。在这些情况下，一个人也可产生厌恶的情绪体验，伴随着回避或逃避行为、恶心呕吐等生理反应。

愤怒多出现于一个人在追求某一目标的道路上遇到障碍、受到挫折的情境。如果一个人认为这一目标是值得追求的，而障碍是不合理的、恶意的或有人故意设置的，便会产生愤怒、愤恨和敌意。这种情况在治疗受挫的病人中常常可以见到。

（3）抑郁：抑郁包括一组消极低沉的情绪，如悲观、悲哀、失望、绝望和失助等。

悲观、悲哀常常是与“丧失”有关的情绪反应，所失去的是当事人所重视或追求的东西，例如患病（失去健康）、衰老、丧亲、失业、不被重用、高考落榜和子女离家等。这类情绪反应的强度取决于当事人赋予所失去的事物的主观价值。失望意味着失去希望所向往的奖励，故也同丧失有关；绝望则是失望的进一步发展。失助又称“无助”，是一种类似于临床抑郁症的情绪状态，表现为消极、被动、软弱、无所适从和无能为力。

焦虑、愤怒、恐惧和抑郁性情绪反应如果在人身上时间过长、强度过高，可以严重地损害人的认知功能，即在上述负性情绪的影响下，人观察和评价任何事情都是悲观的。这些情绪反应同时破坏人的心理平衡，而心理平衡是准确感知、记忆和逻辑思维的前提。

2. 行为反应　心理应激会引起不适的心身症状，因此人们总是会采取一些行动来减轻或消除其影响，这就是适应和应对行为反应。可将这些行为反应分成两类：

（1）针对自身的行为反应：针对自身的行为反应指通过改变自身以顺应环境的要求，包括远离心理应激原或改变自身条件、自己的行为方式和生活习惯等。例如，心理应激下的人可能采取逃避或回避的方式来应对应激原的挑战。逃避是指已经接触到应激原后而采取的远离应激原的行动；回避是指事先已知应激原将会出现，在应激原到来之前采取的避免同应激原遭遇的行动。例如，一个由于学习问题而受到教师和家长训斥的学生会逃学或离家出走。

在日常生活中，逃避和回避并非总能做到，何况这种行为不能从根本上解决问题。在这种情况下，有的人可能求助于烟、酒和某些药物。这些东西或许可以暂时缓和心理应激反应，但吸烟、饮酒过多对人体有害，许多药物有毒、副作用，因此这也不是积极的应对方法。

针对自身的较积极的行为反应是服从新的安排，努力学习，使自己的能力、知识和经验足以应对应激原的挑战；或者改变自己的行动方式或路线，进行新的尝试。此外，从事文体活动、寻求社会支持和医生的帮助等，也属较积极的行为反应。

（2）针对应激原的行为反应：针对应激原的行为反应是指通过改变环境要求（即应激原）而不是改变自身的方式来处理心理应激，包括消除或减弱应激原的各种活动。例如，将家搬到厂区附近，以消除长途乘车上下班这一应激原、直接解决紧张的家庭关系或夫妻分居问题、改变工作的过高要求等。

3. 自我防御反应　借助于自我防御机制对环境挑战、对自己或自己的应对效果做出新的解释，以减轻心理应激所引起的紧张和内心痛苦，称作自我防御反应。这是除了行为反应外，减轻心理应激的另一类常用的方法。

（四）心理应激引起的生理反应

应激期间发生的生理反应，既是身体对应激的适应调整活动，又是在某些情况下导致疾病的生理基础。因此这些反应有助于身体对抗应激原所造成的变化，恢复内稳定；但如果它们过于剧烈、过于持久，便会损害人的适应能力，从而引起心身症状，或机体对疾病的易感状态与疾病。

各种紧张性刺激只要达到一定的强度、持续足够的时间，就能既引起生理反应，又引起心理反应。这个结论有其神经解剖学基础。躯体性、社会性和文化性应激原作用于人的感官所引起的神经冲动，通过感觉通路被传递到丘脑与网状结构，以后又继续传导到涉及特殊生理（运动、自主神经和内分泌）和心理（认知与情绪）功能调节的脑区，包括负责认知评价和运动的皮层区，主要负责自主神经和内分泌活动的下丘脑和主要负责情绪反应的边缘系统。

应激的生理反应涉及全身各个系统和器官。在应激条件下，大脑皮质统一指挥和控制着人的各种活动；身体的生理反应主要是大脑通过自主神经系统、下丘脑-腺垂体-靶腺轴和免疫系统进行调节的。这些生理反应又通过反馈机制影响着神经系统、内分泌系统和免疫系统的功能，使机体尽可能从心理应激所造成的紊乱中恢复过来。

1. 交感-肾上腺髓质系统　当机体遭受某些应激原的强烈侵袭时，该系统的活动常有明显增强。心率、心肌收缩力、心输出量和血压增加，呼吸加深加快；每分通气量加大，脾缩小，皮肤与内脏血供减少，脑血流量增多，肝糖原加速分解转化为葡萄糖使血糖升高，交感神经动员脂类使血中游离脂肪酸增多；与此同时，凝血时间缩短，儿茶酚胺分泌增多，中枢神经系统兴奋性升高，机体变得警觉、敏感。Cannon 认为，这些生理反应似乎都是为了让动物做好准备，或者投入搏斗，或者从危险情境中逃脱。由此他又提出“或战或逃反应”的概念。在急性应激时，人类也可产生“应急反应”，但常常不伴有“战”或“逃”的行为反应。

一些研究发现，在应激状态下，不仅交感-肾上腺髓质轴活动增强，迷走-胰岛素系统也会兴奋，只是后者的效应被掩盖而不易发现。前者兴奋导致血糖升高，而后者兴奋则促进血糖的利用，两者相互配合以适应和应对应激原的挑战。在某些情况下，某些个体可出现副交感神经活动相对增强的情况，如心率减慢、心输出量和血压下降、血糖降低等，可导致眩晕和休克等。

2. 下丘脑-腺垂体-靶腺系统　下丘脑肽能神经元分泌的神经肽调节着腺垂体的活动，而肽能神经元的活动又受到脑内神经递质和体液中性激素、肾上腺皮质激素与多种代谢产物的调节和控制。腺垂体是人体内最重要的内分泌腺，起着上连中枢神经系统、下接靶腺的桥梁作用。

肾上腺皮质是腺垂体的重要靶腺之一。在应激状态下，下丘脑-腺垂体-肾上腺皮质轴活动增强。血内促肾上腺皮质激素（ACTH）和皮质醇、尿中 17-羟皮质类固醇（17-OHCS）增多，肝糖异生过程加强，同时抑制葡萄糖的消耗，从而使血糖水平升高。有时盐皮质激素也增加，从而引起血容量增加，血管对儿茶酚胺变得敏感。研究表明，去除肾上腺髓质的动物可以应付应激而不出现严重后果；但缺乏肾上腺或肾上腺皮质功能不全时，应激反应减弱，严重时可发生生命危险。这说明在心理应激反应中，ACTH 和糖皮质激素起更重要的作用。

塞里用“全身适应综合征”（GAS）来概括下丘脑-垂体-肾上腺皮质轴激活所引起的生理变化。他将 GAS 分成三个阶段：①警戒反应（为应对有害刺激唤起体内整个防御能力）；②抵抗（持续暴露在有害刺激中，机体便转为抵抗）；③衰竭阶段（有害刺激过于严重，机体即会丧失所获得的抵抗能力而转入衰竭）。他描述了每个阶段的生理反应特点，认为进入衰竭阶段的人将不可避免地出现病感和疾病状态，严重时可导致死亡。

在心理应激状态下，分解代谢类激素如皮质激素、髓质激素、甲状腺素和生长激素分泌增多，而合成代谢类激素如胰岛素和睾丸素分泌下降。在恢复阶段则发生相反的变化，合成代谢类激素分泌增多，分解代谢类激素减少。他认为，这些生理变化对机体适应环境有意义：应激期间的变化为机体对付应激原提供了燃料，恢复阶段的变化可帮助机体从应激所造成的消耗中恢复过来。

3. 免疫系统　长期严重的心理应激可造成内环境的严重紊乱。可导致胸腺和淋巴组织退化或萎缩，抗体反应抑制，巨噬细胞活动能力下降，嗜酸性粒细胞减少，以及阻断中性粒细胞向炎症部位移动等一系列变化，从而造成免疫功能抑制，降低身体对抗感染的能力，以及降低变态反应和自体免疫能力。

心理神经免疫学的研究表明，大脑作为环境和免疫系统间的协调者，在调节机体对各种应激原的免疫防御中起重要作用。一些研究已证实，脑和免疫系统间有解剖和神经体液的联系，包括α和β肾上腺素能、胆碱能和淋巴细胞上的受体，以及自主神经系统对胸腺和淋巴组织的支配。这些联系为心理刺激影响免疫系统提供了基础。心理因素不仅影响动物的胸腺大小，而且影响对抗原的细胞免疫反应，甚至影响肿瘤的生长速度。调查发现，天然杀伤细胞活性（NKCA）和一个人近一年来所遭遇到的生活事件、精神状态有密切联系。

（五）适度的心理应激对人的健康和功能活动有促进作用，使人产生良好的适应结果，长期的超强度的应激则使人难以适应，最终损害人的健康。

（六）生理反应的类型与强度取决于以下几点：

1. 应激原的性质与特点；

2. 本人的身体特点　包括遗传素质、身体健康状况、身体器官的脆弱性、年龄和性别等；

3. 情绪反应的性质、强度及影响情绪反应的心理因素　如人格、信念、对应激原的认识评价、以往的应对经验、应对能力、应对方式、行为类型和自我防御等；

4. 环境因素　包括自然和社会环境。由于不同个体这些方面不尽相同，所以即使对同一应激原，不同个体的生理反应也往往有所不同。

有些人在遭到各种应激侵袭时，虽然产生不同的情绪体验，但其生理反应却往往只涉及某一特定的内脏器官。例如，无论面对何种紧张性刺激，有些人都倾向于表现出消化系统症状（腹痛、腹泻和呕吐），另一些人则可能仅出现心血管反应。这些人可分别称为“胃肠反应者”和“心血管反应者”。在这些特殊反应者中，有的人对各种刺激都倾向产生心血管功能增强的生理反应（如心率加快、心肌收缩力和心排血量增加、血压升高）。而另一些心血管反应者则多产生“血管迷走反应”。不同个体有不同或独特的生理反应形式，这有助于解释为什么在同一应激因素影响下，不同的人患不同的疾病。这些独特的生理反应形式可能出自遗传和环境的双重影响。

第二节　心理应激与健康

心理应激同人的健康有密切联系。心理应激对健康的影响，包括积极影响和消极影响两个方面。

一、心理应激对健康的积极影响

适度的心理应激对人的健康和功能活动有促进作用，这类应激被称为“良性应激”。心理应激对健康的积极影响至少表现在两个方面。

1. 适度的心理应激是促进人的成长和发展的必要条件。人的成长和发展涉及人的身、心和社会功能的成长和发展。遗传和环境是影响成长和发展的两大重要方面，人从小到大经历的各种心理应激可看做是一种环境因素。

许多心理学研究表明，幼年期的适度心理应激可以导致明显的发展变化。早年的心理应激经历可以提高个体在后来生活中的应对和适应能力，从而能更好地耐受各种紧张性刺激物和致病因子的侵袭。日常观察也告诉我们，那些小时候受“过分保护”的孩子，待他们脱离家庭走上社会后，往往容易发生适应问题，在遭遇到长期或剧烈的心理应激后可能出现中断学业、工作或患病等严重后果。

2. 适度的心理应激是维持人正常心理和生理功能活动的必要条件。人离不开刺激，适当的刺激和心理应激有助于维持人的生理、心理和社会功能。关于感觉剥夺和单调状态的许多实验研究证实，缺乏适当的环境刺激会损害人的心身功能，包括造成脑电图的不良改变、错觉、幻觉和智力功能障碍。

工业心理学中有许多关于流水线工作的研究。工人们在流水线上从事比较单调的、缺少变化和挑战性的工作，很容易进入疲劳状态，注意力不能集中，情绪不稳定、易激动和厌烦。在这种情况下，工作效率下降，事故和缺勤率增加。一旦增加工作和环境的刺激性和挑战性，就可以改善工作人员的心身功能，提高工效。心理应激可以消除厌烦情绪，激励人们投入行动，克服前进道路上的困难。正因为如此，人们主张学习和工作要有点“精神压力”、有点“紧迫感”。考试、评比、检查和比赛等，是引起适度心理应激以促进工作和学习的常用手段。

在日常生活中，一个人总会碰到各种矛盾，遭受各种应激原的侵袭。解决矛盾、应对挑战既能引起我们的紧张、劳累、苦恼和痛苦，又可为我们带来成功的喜悦、轻松和欢乐。没有紧张，就无所谓松弛，没有痛苦就难以品味幸福。如果某一阶段里生活缺少变化，人们就会主动地寻求紧张性刺激。例如参加各种充满紧张性的比赛，从事某些冒险活动，或通过看小说、电影、电视获得“替代性”的冒险体验。

二、心理应激对健康的消极影响

长期的、超过人适应能力的心理应激会损害人的健康。心理应激对健康的消极影响，主要表现在下述三个方面：①心理应激引起的心理和生理反应可以以症状和体征的形式见之于临床，成为人们身体不适、虚弱和精神痛苦的根源和就医寻求帮助的原因；②心理应激可以加重已有的精神疾病和躯体疾病，或使这些疾病复发；③心理应激可以造成对疾病的易感状态，并在其他因素的共同影响下导致新的精神疾病和躯体疾病。

（一）人在心理应激下的临床表现

1. 急性心理应激的临床表现　处于急性心理应激状态的人，常有较强烈的心理和生理反应，由此而形成了三种常见的临床综合征。这些综合征具有同某些器质性疾病类似的症状和体征，例如甲状腺功能亢进、冠心病、低血糖和肾上腺髓质瘤（嗜铬细胞瘤）等。在临床工作中，医生应熟悉这些综合征，以免作出错误的诊断，或由于不能为这些症状和体征找到身体器官受损的依据而感到迷惑不解。这三种常见的临床综合征如下：

（1）急性焦虑反应是急性心理应激下的人最多见的综合征，其应激原常常难以清楚地加以识别。病人担心会出现严重后果，怀疑自己患了重病，这又会引起继发性情绪反应，从而可形成恶性循环，导致惊恐状态。对于这样的病人，医生要尽可能帮助他们消除疑虑并提供情绪支持；必要时也可给予镇静药物，以便使他们尽快地安定下来。

（2）血管迷走反应多见于突发性事件（如事故或伤害）、剧烈疼痛和严重的情绪紊乱之后，有时可导致意识丧失。许多症状和体征同心输出量的急剧下降、血压降低和脑血流减少有直接关系。

（3）过度换气综合征也可引起眩晕和晕厥，由于过度通气造成 CO_2 的丢失，导致呼吸性碱中毒；PCO_2 的急剧下降又会造成脑动脉收缩和脑血流量的减少；如果碱中毒严重，也会造成血钙降低，从而产生手足抽搐的症状和体征。此外，在过度换气期间可以出现类似心脏病的心电图改变和胸痛症状，导致医生作出心脏病的错误诊断。

2. 慢性心理应激的临床表现　慢性心理应激下的人也可出现上述症状和体征，但一般不像急性心理应激那么强烈。慢性心理应激下的人常常感到疲劳、头痛、失眠、消瘦，可以产生各种各样的躯体症状和体征。为此，他们可能四处奔走寻医求药，怀疑自己患了难以诊治的疾病。

慢性心理应激的典型综合征是“神经血管性虚弱”。病人感到呼吸困难、易疲劳、心悸和胸痛。胸痛常局限于心尖区。也常出现焦虑的情绪反应和交感-肾上腺髓质活动增强的征象，如心率加快、血压升高、脉压增大和心脏收缩期杂音等心血管功能活动加强的体征。

此外，慢性心理应激下的人也可以出现紧张性头痛、背痛、腹泻、便秘等症状。

（二）心理应激对已有疾病的影响

大量的研究和临床观察已经证实，心理应激下的心理和生理反应，特别是较强烈的应激反应，可加重一个人已有的疾病或造成复发。例如，一个高血压病人由于家庭纠纷使病情加重，一位冠心病病人看紧张的足球比赛后发生心肌梗死，病情已得到控制的哮喘儿童在母亲离开后哮喘发作。对于已有的精神疾病，心理应激也有类似的影响，导致精神疾病的复发。

（三）心理应激同其他因素一起引起新的疾病

心理应激是心理社会因素损害人的健康的一条重要途径。心理应激引起内环境紊乱，引起过度的心理和生理反应，从而使人处于对各种疾病的脆弱易感状态。在这种情况下，如果有其他致病因素的侵袭或个体有不良遗传素质因素，就很可能发生新的疾病。至于患哪种疾病，主要取决于其他致病因素的性质和遗传素质（即哪个身体器官脆弱易损），心理应激主要作为一种非特异的致病因素而起作用。

我们可以将人类的躯体性疾病分成两大类：心身疾病和非心身疾病。在心身疾病中，心理应激是一种重要的致病因素，但它不是唯一的致病因素，而只是最终导致疾病的一系列环节之一。心理应激所引起的心理生理反应必须借助于脆弱的身体器官方能产生致病作用。

在非心身疾病中，心理应激可以作为一种促发或诱发因素在疾病的发生中起辅助作用。以结核病为例，直接的病原微生物是生物性的，即结核杆菌感染是结核病的直接原因和必要条件；没有结核杆菌感染，就不会发生结核病。然而采用皮肤试验和 X 光检查所做的结核病调查表明，虽然许多人受到过结核杆菌的侵袭，但只有少数人患结核病。这说明结核杆菌感染虽然是结核病的必要条件，但不是充分条件；除了结核杆菌感染外，结核病的发生还须具备其他条件。例如心理应激，可以降低人体对结核某些菌的抵抗力，从而促使人发病。

在精神疾病中，心理应激起着更为重要的作用。心理应激不仅可以成为许多精神疾病的致病因素，而且常常会影响精神症状的形成。

第三节　心理应激与调节

人的心理应激在发生、发展的过程中受到很多因素影响，调整这些影响因素就会对心理应激状态产生调节作用，具体的方法有很多。

一、调整对刺激事件的认识态度

人要想回避所有心理社会刺激因素是不可能的，人要想永远轻松、过没有任何紧张情绪陪伴的生活也是不现实的。在外界刺激因素面前，采取科学的认识态度，有助于缓解人的紧张程度，使应激水平保持在一个适度水平。著名哲学家 Epictetus 说："扰乱人精神的，与其说是事件，不如说是人对事件的判断。"Glass 和 Singer 等人的一个研究显示：让两组人接受完全相同的噪声侵袭，告诉第一组人可以通过房间里的电钮关掉噪声，但劝告他们尽量不要关掉，对第二组人则没有提供任何关闭噪声电钮的指导。结果是在相同的时间范围内，第一组没有一个人按电钮关闭噪声，但第二组应激反应强度显著高于第一组。这说明，在刺激事件面前，如果一个人对事件具有这样一个态度，即相信事件是可控的，可预测的，也同样可减轻心理应激。人们越是感到外界刺激不可预测和不可控制，就越容易感到心理紧张。许多事情本身是中性的，它之所以引起心理应激，仅仅是由于人们对它做出的错误估计和判断。另一方面，一个本来属于消极性质的事件，却可由于一个人对它做出积极的评价而不引起心理应激。

二、采取积极的应对方式

一个一向乐观、性格豪爽的人即使遭到比较严重的生活事件，也不会把问题看得过于严重。应当把自己的健康、生活和事业当作是在自己的控制之下，并完全取决于自己的努力。对解决问题的期望值要适中，既不要过分高于实际效果，也不要过分低于实际效果。过分高于实际效果，在应对和解决问题的过程中容易使人产生过度紧张，导致强烈的心理应激反应，若一旦结果失败，会使人陷入巨大的痛苦之中；而个人期望值过分低于实际效果，则容易使人缺乏奋进的动机，同样不利于问题的解决。

三、改善心理环境

一个人赖以生活的心理或社会环境，既是心理应激的来源，又可以成为摆脱心理应激的社会支持。当一个人由于心理应激而陷入困境时，社会支持可以帮助他改善情绪，找出解决问题的出路，重新面对现实，帮助他从痛苦中解脱出来。所谓社会支持，主要指来自于家庭、亲友和社会各方面（同事、组织、团体、社区等）给予的精神和物质上的帮助。另一方面，帮助他们改变工作和生活环境，比如减少或消除应激原，暂时回避应激原，都可以起到改善心理环境的作用。

四、防御机制

防御机制是弗洛伊德精神分析法的核心之一。他将防御机制视为逃避焦虑和其他负性情绪的一种方法。个体在心理应激情景下并非有意识地去"选择"其中某种防御机制，而是在不允许采用比较直接的应对方法时，潜意识地自动运用防御机制。例如：①否认，是对无法接受的、可能会引起心理冲突或恐惧焦虑的事情加以否定，以此来"阻挡"心理痛苦的发生，有些癌症病人就经常运用这种机制；②合理化，是对某种过错或缺陷做出表面上很合理的解释，以消除内心的焦虑。这是一种无意识的、情感上的回避过程。防御机制在心理应激初期的使用，可以减轻心身反应，保持暂时的心态平衡，但长期使用，并不能从根本上消除紧张。

五、学会放松技术

人处于放松状态时，骨骼肌松弛，自主神经系统及内分泌系统均处于低活动水平。有效的放松训练，对于降低心理应激水平是有效的。必要时，服用抗焦虑抗抑郁等镇静剂，能够快速、有效地减轻心理应激引起的心理生理反应。

六、危机干预

重大生活事件导致个体心理失平衡状态称为危机。给予及时处理或干预，即为危机干预。换言之，危机干预是帮助个体恢复危机前的心理平衡状态的，主要是有针对性地采取一些措施纠正情绪失衡状态。干预的策略因病人和创伤性事件的特点有所不同，其基本原则是及时、就近、简洁、紧扣问题。危机干预过程包括确定危机干预的目标，使用危机干预技术，评价患者对过去、现在和将来的认知。危机干预的最低目标是在心理上帮助患者解决危机，使其功能水平至少恢复到危机前水平；最高目标是提高患者的心理平衡能力，使其高于危机前的平衡状态。围绕目标，在危机干预过程中可以使用不同的心理治疗技术，常用的心理治疗技术包括短程动力学治疗、认知治疗、行为治疗（放松训练和生物反馈等）等，药物治疗也可以作为干预方法之一。

第四节　危机及危机干预概述

一、危机及其特征

（一）危机的定义

危机（crisis）是一种认识，即个体察觉到外界环境或某一具体事件存在着威胁，但仅仅依靠个人自身的资源和应付方式无法解决困难。危机不及时缓解或解决不当，会导致情感、认知和行为方面的功能失调，甚至可能导致个体崩溃或自杀。卡普兰（Caplan，1964）认为，危机是指个体面临突然或重大的生活逆境（如亲人亡故、婚姻破裂或天灾人祸等）所出现的心理失衡状态。

在医学上，危机被用来描述疾病的一个转折点，也常被用来特指个体生活或社会事件的正常进程突然中断，这时必须对个体的行为方式和思维方式加以重新评估。因此，危机也指这种日常很难搞好的正常基础的丧失。可以看出，危机具有两面性，包含危险和机遇两层含义。

（二）危机的特征

不同的心理学家对危机的特征有不同的描述。这里主要介绍吉里兰德和詹姆斯（Gilliland & James，2000）关于危机特征的观点：

1. 危机与机遇并存　一方面，危机有危险性，它可能导致个体严重的病态，甚至伤人或自杀；另一方面，危机也有机遇性，它带来的痛苦会迫使当事人寻求帮助，危机干预能够帮助个体成长。

2. 复杂的症状　危机往往是复杂困难的、难以理解的，它不遵守一般的因果关系规律。危机的症状就像一张网，个体环境的所有方面都相互交织起来。个体的环境决定着处理危机的程度。家庭和同事是直接影响问题解决和恢复到稳定状态的重要因素之一。因此，整个生态系统往往都需要干预。

3. 成长和变化的机缘　在伴随危机的非平衡状态中，焦虑总是存在的，这种情绪导致的不舒服为变化提供了动力。在很多情况下，个体多是在焦虑达到极限之后，才会承认自己对问题已经失去了控制。有的寻求心理治疗，有的则药物滥用。

4. 缺乏万能或快速的解决方法　由于危机对个体的个性特征和外部环境复杂的影响，危机干预的方法是多种多样的，往往缺乏万能或快捷的解决办法。

5. 选择的必要性　无论人们是否愿意，生活就是一个个危机交织在一起的过程。面对危机，人们要做出各种选择，不选择也是一种选择，而这种选择最后总会变成消极的甚至毁灭性的。

6. 普遍性与特殊性　危机是普遍的，没有人能幸免；危机又是特殊的，即使面对同样的情况，有的人能成功渡过，有的人则不能。

二、危机历程

危机是一个动态发展过程，在危机的不同阶段，个体会有不同的心理和行为表现。卡普兰认为，处于危机中的个体要经历四个阶段：

1. 当一个人感受到自己的生活突然出现变化，或即将出现变化时，内心的基本平衡被打破，表现为警觉性提高，开始体验到紧张。为了达到新的平衡，个体试图用自己从前应对压力的策略作出反应。处于这一阶段的个体一般不会向他人寻求帮助，有时还会讨厌别人对自己处理问题的策略横加干涉。

2. 经过第一阶段的努力和尝试，个体发现自己习惯的解决问题的方法未能奏效，焦虑程度开始增加。为了找到新的解决方法，个体开始试图采取尝试错误的办法来解决问题。在第二阶段中，当事人开始有了求助的动机，不过这时的求助只是个体尝试错误的一种方式。需要指出的是，高度情绪紧张会妨碍个体冷静的思考，也会影响个体采取有效的行动。

3. 如果经过尝试错误的方法未能有效地解决问题，个体的紧张程度持续增加，并想方设法地寻求和尝试新异的解决办法。在第三阶段，个体的求助动机最强，常常不顾一切，不分时间、地点、场合和对象发出求助信号，甚至尝试自己过去认为荒唐的方式，例如一向不迷信的人去占卜。此时个体也容易受到别人的暗示和影响。在这个阶段，个体会采取一些异乎寻常的无效行为宣泄紧张的情况，例如无规律的饮食起居、酗酒、无目的的游荡等，这些行为不仅不能有效地解决问题，反而会损害个体的身心健康，增加紧张程度和挫败感，并降低个体的自我评价。

4. 如果个体经过前三个阶段仍未能有效地解决问题，就很容易产生习惯性的无助。个体会失去希望和信心，甚至对整个生命意义发生怀疑。

一般我们把危机的发展经历分为以下5个时期：

1. 前危机期　个体处于平衡状态，能够应付日常生活的应激事件。但个体可能会遭遇到应激强度很大的事件，个体运用解决问题的常规技术就不足以摆脱困难，在这种情况下，个体就开始产生不安全感。

2. 冲击期　高强度生活事件发生前的几个小时，表现为不合理思维、焦虑、惊恐，个别人出现意识不清。在这个时期，个体会将情境视为一种威胁，也可能视为一种丧失或是挑战。如果在这个时期问题无法解决，紧张还会继续加重。

3. 危机期　冲击期的表现持续下去，表现为不能解决面临的困难、退缩、否认问题的存在、合理化或形成不适当的投射。在这个时期，个体的紧张和焦虑达到难以忍受的程度，处于一种渴求解脱的投射。一般来说，危机期的个体会感到巨大的痛苦，有强烈的求助愿望，容易接受别人的帮助。

4. 适应期　个体用积极的办法接受现实，成功地解决问题，焦虑减轻，自我评价上升，社会功能恢复。处于这个时期的个体在自身或者外界的帮助下采取了一些方式来应对危机，并取得了一定的干预效果，个体能逐渐地适应社会生活。

5. 后危机期　也就是危机后期。有些人变得更成熟，获得更多积极的应对技巧；有些人则出现人格改变，或表现出敌意、抑郁、滥用酒精与药物、神经症、精神病或慢性躯体不适，甚至有可能自杀。

三、危机转移状态

（一）定义

危机事件后立即发生的事情决定了危机是否会变成一种疾病倾向，或是否会转化为慢性状态。虽然开始的危机事件被压制在意识之外，且个体相信危机已经结束，但新刺激的出现又会将个体带回危机状态。这种情绪的变化可能会在数月到数年的相当长的一段时间内反复出现，这就是危机转移状态。从心理动力学的角度看，它是心理防御机制的表现；从心理治疗的角度看，它需要危机干预技术的处理。

（二）特征

1. 危机反复出现　不论什么原因引起的危机，它不能彻底消失，而是维持在一定程度内反复出现。虽然处于危机转移状态的个体能够维持最低限度的功能水平，但个体总是处于危机中。

2. 微小刺激易陷于危机　单独的、微小的刺激都可能打破个体的平衡状态，使其陷于危机之中。危机评估的重点不仅在于个体的临床状态和诊断上，而且要考虑问题发作的周期性和导致本次危机的历史根源。认识到个体正处于危机转移状态，也能够为我们提供重要的信息，制订好相应的干预方案。

（三）转危机点

1. 定义　转危机点（transcrisis point），是在治疗性干预过程中出现的危机转移状态的一个常见的部分，它常以求助者发展到新的阶段或出现问题的其他维度为标志，可以是积极治疗进程的关键标志。

2. 特点

（1）在寻求帮助、冒险和开始采取向前发展的行动步骤中出现趋避行为。

（2）它的出现通常是突然的、戏剧性的和极为强烈的。

第五节　危机干预的理论和干预模式

一、危机干预理论

（一）认知干预理论

认知心理学家认为，认知是客观事件或外部刺激与个体情感和行为的中介因素，认知是客观事件或外部刺激造成个体情感和行为心理问题的重要原因。因此，要解决心理问题就必须以个体的认知，主要是认知方面的偏差和失调为干预的对象和切入点。

（二）行为干预理论

行为干预的目的是实现特定行为的改变，降低或者消除个体在危机中的一些不良行为，培养或提高个体一些良好的行为，从而提高个体对危机的免疫能力。该理论主要包括三个方面：

1. 降低不良行为发生的频率；

2. 提高良好行为发生的频率；

3. 行为塑造。

（三）生态系统理论

个体危机发展过程中，主要有三个方面的发展起到了重要的作用：

1. 电子媒体的影响　由于电子媒体覆盖内容很多，传播范围很广，灾难和创伤性事件几乎可以进入到我们每个人的生活空间。灾难性事件病态地抓住我们的注意力，使我们觉得灾难和恐怖就在身边。当然，电子技术的革新也有积极的一面。现在我们能够更准确地预测飓风、地震、火山爆发等自然灾难，并提前在一定程度上做好准备。这会帮助我们作出迅速而有效的反应，能够控制或减少灾难对整个生态系统的影响。

2. 系统的相互依赖　生态系统是由我们自身和环境组成的。药物滥用、暴力等现象不仅影响生活在大城市的人们，也会波及边远小镇。不管我们多么希望把这些问题隔离开来，推迟付出心理、社会、经济和环境的代价，但事实上是做不到的。付出得越迟，将来要偿还的代价就越高，将来出现更大的灾难的可能性也越大。

3. 宏观系统的方法　随着危机干预技术的出现，以及对危机的后果的研究进展，人们逐渐懂得，如果危机没有得到解决，那么不仅求助者个人及其周边社会、经济和环境资源会受到很大的破坏，而且个体所在的整个生态系统也在劫难逃。危机是产生在整个生态系统之中的，灾难性事件能够影响和改变整个生态结构。因此，生态系统理论认为，仅仅处理危机幸存者的情绪创伤是不够的。相反，因为灾难会造成整个生态组成系统的持久性损害，需要大量有经验的各类服务于环境科学的专家组成快速反应小队，以恢复稳定和与环境之间的平衡。

（四）折中的危机干预理论

折中的危机干预是指从所有危机干预的方法中，有意识地、系统地选择和整合各种有效的概念和策略来帮助求助者。折中主义没有系统的理论概念，而是各种方法的混合。与理论概念相反，它是从任务指向来操作的，包括有：

1. 确定所有系统中有效的成分，并将其整合为内部一致的整体，使之适合于需要阐释的行为资料；

2. 根据对时间和地点的最大限度的了解，考虑所有相关的理论、方法和标准以评价和操作临床资料；

3. 不确定任何特别的理论，保持一种开放的心态，对得到成功结果的方法和策略进行不断的试验。

折中主义者强调技巧和直觉。很多情况下，选择更有效的干预策略是基于直觉而不是科学的推理。在处理危机的实际工作中，何时从非指导性的干预转变为高度直接的干预，往往没有现成的公式可循。

二、危机干预模式

危机干预的方法很多，基本分为情绪干预和问题干预两大类。在实践工作中，调整情绪和直接解决危机常常是同时进行的，没有一种策略对所有的问题都有效。因此，危机干预常按照基本的模式进行。这里介绍贝尔金提出的三种基本的危机干预模式：

（一）平衡模式

平衡模式（equilibrium model）也称为平衡/失衡模式。危机中的人通常处于一种心理或情绪的失衡状态，在这种状态下，原有的应付机制和解决问题的方法不能满足他们的需要。平衡模式的目的在于帮助人们重新获得危机前的平衡状态。这种模式最适合于早期干预，这时人们失去了对自己的控制，分不清解决问题的方向且不能作出适当的选择。除非个体又获得了一些新的应付能力，否则主要精力应集中在稳定患者心理和情绪方面。在患者重新达到某种程度的稳定之前，不能采取也不应采取其他措施。除非患者同意活下去是值得的，且这种思想稳定至少一个星期，否则挖掘求助者产生自杀意念的原因是不合适的。平衡模式可能是最纯粹的危机干预模式，且可能被应用于危机的起始期。

（二）认知模式

认知模式（cognitive model）认为危机植根于对事件和围绕事件的境遇的错误思维，而不是事件本身或与事件和境遇有关的事实。这个模式的基本原则是：通过改变思维方式，尤其是通过认识其认知中的非理性和自我否定部分，获得理性和强化思维中的理性和自强的成分，人们从而能够获得对自己生活中危机的控制。在实践中，人们通常给予自己否定和扭曲的信息。持续的两难处境使人衰竭，推动其对境遇的内部感知向越来越消极的自言自语发展，指导再也不能使他们相信，在他们的境遇中还存在积极的成分。接着，他们的行为会跟随消极的自我否定，自以为对目前的境遇是无能为力的。因此，危机干预的任务就是要通过练习和实践新的自我说服，使个体的思想变动更为积极、更为肯定，直到旧的、否定的想法消失为止。认知模式最适合于危机稳定下来并回到了接近危机前平衡状态的求助者。

（三）心理社会转变模式

心理社会转变模式（psycholocial transition model）认为，人是遗传天赋和从特别的社会环境中学习的产物。人们总是在不断地变化、发展和成长，他们的社会环境和社会影响总是在不断地变化，危机可能与内部和外部困难有关。危机干预的目的是与求助者合作，以评估与危机有关的内部和外部困难，帮助他们选择更适应的行为方式来替代现在的行为、态度和使用环境资源的方法。结合适当的内部应对方式、社会支持和环境资源以帮助他们获得对自己生活的自主控制。

这种模式不认为危机是一种单纯的内部状态，它要求涉及个人之外的环境，考虑需要改变系统的成分。对于某些类型的危机，除非影响这些系统的发展变化规律及影响个体对危机的适应，否则难以获得持续性的解决。

第六节　危机干预技术

一、危机干预概念

危机干预也叫危机调停，是指对处于困境和挫折中的个体予以关怀和支持，使之恢复心理平衡的过程。危机干预的概念最初源于林德曼（Lindemann，1944）和卡普兰（Caplan，1961）的工作，他们认为危机干预是化解危机并告知如何应用较好的方法处理未来的应激事件。通过支持性的治疗可以帮助人们渡过危机。

二、危机干预的基本步骤

危机干预工作者应该将检查评估（assessment）贯穿于以下六步法的干预过程中：

（一）确定问题

从求助者的角度，确定和理解求助者本人的问题。否则工作者所认识的危机境遇并非求助者所认同的，那么帮助者所应用的全部干预策略和付出的努力可能会失去重点，甚至对求助者而言没有任何价值。在帮助确定危机问题时，应使用倾听技术和同感、理解、真诚、接纳、尊重等技能。

（二）保证求助者安全

在危机干预过程中，危机干预工作者要将保证求助者安全作为首要目标，就是将对自我和对他人的生理和心理危险性降低到最低。虽然将求助者安全放在第二步骤，但是整个危机干预过程中都应该将这一点作为首要的考虑。在检查评估、倾听和制订行动策略的过程中，安全问题都必须给予同等的、足够的关注。危机干预工作者要将安全问题自然地融入自己的思维和行为之中。

（三）给予支持

这一步骤强调与求助者的沟通交流，使求助者知道工作人员是能够给予其关心帮助的人。工作人员不要去评价求助者的经历与感受是否值得称赞，是否是心甘情愿的，而是应该提供这样一种机会，让求助者相信这个人确实是关心他的。

（四）提出并验证可变通的应对方式

这一步侧重于人们常会忽略的一面——有许多适当的方法或途径可供求助者选择。一般来讲，求助者处于思维不灵活的状态，不能恰当地作出最佳选择，甚至认为走投无路了。因此，工作者在这一步要让求助者认识到，有许多可变通的应对方式可供选择，有些选择更为合适，应该从多种不同途径思考变通的方式，如：

1. 环境支持　这是提供帮助的最佳资源；
2. 应付机制　即求助者可以用来战胜目前危机的行动、行为或环境资源；
3. 积极的、建设性的思维方式　可用来改变自己对问题的看法并减轻应激与焦虑水平。

（五）制订计划

这是从上一步骤逻辑地、直接地发展而来的。直接或间接地要求危机干预工作者与求助者共同制订行动步骤来矫正后者情绪的失衡状态。计划应该确定有另外的个人、组织团体和有关机构能够提供及时的支持，确定求助者现在能够采用的积极的应付机制，以及求助者能够理解和把握的行动步骤。根据求助者的应付能力，计划应着重在切实可行和系统地帮助求助者解决问题。

（六）得到承诺

在这一步骤中，危机干预者要明确，在实施计划时是否达成同意合作的协议。同时，危机干预者不要忽略其他步骤以及评估、保证安全和给予支持的技术。在结束危机干预以前，工作者应该从求助者那里得到诚实、直接和适当的承诺。

三、危机干预评估

在仔细斟酌的基础上，提一些开放式问题是检查评估的一种有效手段。评估工作贯穿于六步法的全过程中，是危机干预工作者的一项必不可少的和持续性的工作。

（一）评价危机的严重程度

在与求助者开始接触的阶段，危机干预工作者就应该尽可能地迅速评价危机的严重程度，一般从认知、情感和行为三个方面来判断求助者目前的功能状态、危机的严重程度以及对求助者能动性的影响。危机是有时限的，绝大多数的急性危机只持续几天便会出现改变——改善或恶化。危机严重程度的评估包括两方面：①求助者的主观认识；②工作人员的客观判断、客观评估是基于对求助者认知、情感和行为 3 个方面的评价。

（二）评估求助者目前的情绪状态

1. 危机的持续时间　时间因素是指危机发生的频率：一次性的或相对短暂的危机称之为急性或境遇性危机；复发性、持续时间较长的危机称为慢性、长期或转换性危机。

2. 情绪应付能力　求助者目前的情绪应付能力是危机的程度因素。正常情况下，个体的应付能力是相对全面的，但在危机阶段则是相对缺乏的。在评估程度因素的过程中，危机干预工作者需要确定求助者还剩下多少情绪应付能力。绝望感和无助感是情绪应付能力较低的标志。情绪应付能力越少，求助者对未来的信心越少。完全缺乏情绪应付能力者可能是木然、无任何反应的。

3. 评估情绪状态的策略　要全面评估求助者的情绪状态，危机干预者必须了解影响危机持续的时间和求助者的情绪稳定程度的各种因素。比如求助者的年龄、文化程度、家庭情况、婚姻状况、职业和工作、经济收入、药物服用、饮酒、犯罪记录、社会背景、智力水平、生活方式、宗教信仰、人际关系、对挫折的忍受力、躯体健康、疾病史，以及过去应付危机的历史等。客观公正地看待这些因素有助于危机干预工作者决定求助者是否需要立即转诊、短期咨询、长期治疗或建议由特殊机构来处理。

（三）评估替代解决方法、应付机制、支持系统和其他资源

在评估求助者可应用的替代解决方法时，工作人员必须首先考虑求助者本人的观点、能动性，以及应用这些方法的能力。替代解决方法应将各种对求助者有益的资源考虑在内。即使求助者可能只需要一个或两个具体的建议或行动计划，但工作者应该与求助者共同讨论列出各种可能性，并逐个评价。对求助者来说，重要的是他们深切地感受到自己的作用并作出自己的选择，而不是依赖于工作者和单纯地同意接受工作人员为他们作出的选择。

工作人员需要思考的问题有：求助者现在采取何种行动？能否恢复到危机前的自主状态？求助者真正采纳的行动是什么？有哪些机构、社会团体、职业或个人能给予其支持？谁愿意关心和帮助求助者？在求助者康复的过程中有哪些经济、社交、职业和个人方面的障碍

或问题？

（四）自杀危险性的评估

并非所有的危机求助者都打算自杀。但是在处理危机求助者时，工作人员必须经常了解自杀的可能性，因为自杀行为有多种形式，并有可能以多种形式掩饰。往往与人们通常认为的情形相反，绝大多数的自杀求助者往往表现出确定的自杀线索，并迫切地寻求帮助。但是，人们往往会忽视这些线索。对自杀评估最重要的是危机干预者应该认识到每个求助者都有自杀的可能性存在。

从问题的发生到积极的解决，评估是中心，它贯穿整个干预过程。应该注意不要因为表面上看来危机已经得到解决，而认为不再需要检查评估。只有在求助者恢复到危机前的平衡水平、能动性和自主性时，评估才能结束。恢复到危机前平衡状态并不意味着求助者不需要进一步的帮助、长期治疗或医学治疗，它只是代表危机干预者的工作已经完成，危机的急性期过去了。

四、危机干预的方式

危机干预者的整个干预过程中，主要采取三种方式：

（一）非指导性咨询

当求助者能够认识到并可以自己采取应付行动时，就采取非指导性咨询的方式。一般情况下，这种方式适用于不十分严重的危机情况。非指导性咨询的形式是通过积极倾听和使用多种开放式提问帮助求助者澄清什么是他们真正想做的，旨在让求助者更加准确和敏锐地确定自己的内心感受、需要和目的，检验各种可能的选择能产生的结果。这种方式采取“你”的提法，例如：

“如果你选择这样做会有怎样的结果？”

“现在有谁能联系上，并且能帮助你？”

“想象一下，你自己正在作出选择，现在将选择付诸行动，你会怎样做，结果如何？”

在非指导性咨询中，危机干预者围绕求助者的内心世界，确定其能力、精力、能动性，以及作出合理选择的自主性，帮助其现实地、积极地面对未来。工作者不能去操纵、支配、说教和控制，应该让求助者认识这是他自己的问题，自己努力找出适当的应付机制、计划和行动，并保证坚持下去得到结果。危机干预者只起到一个支持者的作用，如倾听、鼓励、反馈、强化、自我开发和建议。

（二）合作性咨询

合作性咨询有助于危机干预者以平等的身份与求助者共同评估问题。当非指导性咨询方式对求助者作用不大，且只需要有一个同伴帮助他就够了时，工作者应选择合作性方式。这种方式的提法是“我们”，例如：“你提到了很多想法与打算，但好像有点拿不准哪一个最好，我们可以共同讨论一下找出一个恰当的方法，好吗？”

一般来说，在合作性咨询中，不完全具备能动性的求助者病情要严重一些，但他们有足够的能力和能动性参与问题的解决。因此，干预者作为催化剂，帮助求助者找出立即行动的步骤，起到一个启动的作用，然后由求助者自己克服困难，恢复到危机以前的平衡状态。

（三）指导性咨询

当求助者缺乏能动性，不能应对目前的危机时，则应使用指导性咨询。干预者成为当前问题的主要决断者，并寻找可能的应付机制，制订适当的计划，作为指导者、领导者和督促者让求助者付诸行动。指导性咨询是以“我”的提法来交谈的，例如：“我想你现在可以做一些事情，你现在深吸一口气，然后慢慢吐出来，注意力集中在呼吸上，不要想其他事情。”“我现在主要考虑你晚上的安全，我想你现在不能一个人在家。我可以打电话给你的亲戚朋友，让他们来陪你。”

通过直接指导，干预者起到暂时性支配作用，主导并控制目前的情况。常见的缺乏能动性的求助者的情况包括：因吸毒或器质性问题需立即住院；严重抑郁症；急性精神病发作；遭受突然打击、悲痛欲绝或遭受失去亲人的痛苦；急性焦虑发作；具有自伤、自杀或伤害他人的危险行为等。

五、危机干预工作者的行动策略

一般来讲，干预者开始一般采用非指导性方式，然后根据检查评估的情况，采取相应措施。以下的行动策略和建议可能有助于干预者更有效地处理危机求助者：

1. 认识危机求助者的个体差异；
2. 客观评价危机干预工作者的自身情况；
3. 最大限度地保证求助者的安全；
4. 及时具体地给危机求助者提供帮助；
5. 明确需要解决的问题；
6. 考虑可替代的应付策略；
7. 制订行动步骤和方案；
8. 发挥危机求助者的应付优势；
9. 关注危机求助者的迫切需要；
10. 妥善安排转诊；
11. 完善建立和使用当地工作关系网；
12. 得到承诺与保证。

危机干预过程中要应用很多主要的心理咨询技术，包括积极的倾听和干预。其中评估求助者及其危机境遇是危机干预的关键。

第八章　心理评估

学习目标

完成本章学习内容后，学生应能：

1. 掌握心理评估的概念
2. 掌握心理评估的原则
3. 了解临床常用心理评定量表的使用

第一节　心理评估概述

一、心理评估的概念

（一）定义

心理评估（psychological assessment）是应用心理学的理论和方法对人的心理品质及其水平作出的鉴定。所谓心理品质包括心理过程和人格特征等内容，如情绪状态、智力水平、性格特征等。

（二）心理评估在医学心理学及医学相关领域有非常重要的作用

1. 心理评估是临床心理学的两大基本任务之一　临床心理学是医学心理学的分支之一，它的两大任务是临床心理评估和心理咨询与治疗。心理评估为心理咨询与治疗提供前提和依据，并对心理咨询和治疗的结果进行评价。

2. 在护理心理学中，护理人员可以借助心理评估方法了解患者在患病前的心理问题以及与躯体疾病伴发的心理问题或心理障碍，以便采取相应的心理护理措施。

3. 在心身疾病研究领域，研究者可以借助心理评估方法探索和研究各种心身疾病的影响因素及这些影响因素的作用途径，为预防和治疗心身疾病提供有益的帮助。

4. 在健康心理学领域，心理评估有助于维护和促进大众的心理健康。应用心理评估方法，可以了解不同个体的心理特征，从而进行有的放矢的心理卫生指导。心理评估也可用于不健康行为的评估和研究，对制订有效的卫生工作政策有帮助作用。

5. 在临床各科中，心理评估还可以辅助进行疾病的诊断。例如精神科医师经常应用各种心理评估方法，特别是一些心理测验工具对患者的病态心理进行诊断和鉴别；神经科医师可以应用神经心理学测验评定患者是否有神经系统损伤以及损伤的程度如何；儿科医师也需要借助智力量表等心理测验方法鉴别儿童的智力发育是否正常。

6. 心理评估也是一种重要的科研手段。心理评估特别是心理测验法可以对被评估者的心理和行为特征进行客观的、科学的评定。

二、心理评估的基本程序和常用方法

心理评估的目的不同，其具体程序也不尽相同，但基本程序是类似的。首先，要确定评

估目的，明确评估希望达到的目标。其次，要详细了解被评估者当前的心理问题，了解问题的起因及发展、可能的影响因素、早年生活经历、家庭背景、当前的人际交往等。在这个过程中，主要应用调查法、会谈法和观察法。再次，要对被评估者的重点问题深入了解和评估，这个过程经常要应用心理测验的方法。最后，要将评估获得的资料进行分析、处理，得出评估结论，并对有关人员解释评估结果。心理评估的常用方法包括：

（一）调查法（investigation method）

是借助于各种问卷、调查表和晤谈等方式了解被评估者的心理特征的一种研究方法。调查法主要以被调查者的内省或自我报告为依据，获得的是间接资料。调查包括历史调查和现状调查两个方面。历史调查包括查阅档案、文献资料和向了解被评估者过去经历的人调查等。现状调查则主要围绕与当前问题有关的情况进行。调查方式除了一般询问以外，还可以采用调查表或问卷的形式以及电话和信函方式进行。根据调查取样特点，可以分为普查、抽样调查和典型调查（即对某一范围内的少数典型对象进行调查）。调查法的优点是使用方便，基本不受时间、空间限制，可以结合纵向与横向两个方面，内容广泛而全面，且可以在短时间内获得大量资料。不足之处在于调查材料的真实性容易受到被调查者主观因素的影响。调查者不能确定被调查者是否真实地回答问题，因此可能导致调查结果的不真实。被调查者记忆错误也可能影响到调查结果的准确性。

（二）观察法（observation method）

是心理学研究中最基本的方法，也是心理评估的基本方法之一。评估者通过对被评估者的可观察行为表现，进行有目的、有计划的观察、记录而进行的评估，观察的途径可以是直接观察或间接观察（如通过摄、录像设备等）。根据研究者是否参与被观察者的活动，观察法可以分为自然观察法和控制观察法两种形式。自然观察法是指在自然情境中被评估者的行为不受观察者的干扰，按照其本来的方式和目标进行时所得到的观察结果。这时观察者必须防止被观察者察觉到自己的行为受到他人的观察，否则会影响到被观察者的行为表现，导致观察失效。控制观察法则指在经过预先布置的特定情景中观察被评估者的行为表现。观察法使用方便，得到的材料比较真实而客观，对儿童和一些精神障碍者进行心理评估时显得尤其重要，且观察结果可以为以后的研究指明方向。观察法的不足之处在于观察得到的只是外显行为，对于内隐的认知评价、态度、情感等过程的研究难以应用该方法，而这些内容往往是心理学家非常感兴趣的。外显行为可能是多种因素作用的结果，经常带有一定的偶然性，因此观察结果不易重复；如果感兴趣的行为发生频率较低，应用观察法将需要花费大量的时间和精力；对于某些隐私性行为的观察会非常困难而且可能是不道德的。此外，观察结果的有效性还取决于观察者的观察能力和分析综合能力。

（三）会谈法（interview method）

会谈法的基本形式是评估者与被评估者用面对面的谈话方式而进行的评估。会谈法是心理评估最常用的一种方法，根据会谈的组织结构，可以分为自由式会谈和结构式会谈两种形式。

1. 自由式会谈　会谈双方以自然的方式进行交流，谈话是开放的，没有固定的问题和程序，评估者可以根据评估的目的和被评估者的实际情况灵活提问。被评估者可以自由表达，受到的限制较少。会谈的气氛比较轻松，且可以获得较为真实的资料。自由式会谈的不足之处在于花费的时间较多，有时容易偏离主题，得到的资料不易量化和分析交流。

2. 结构式会谈　评估者根据特定的目的预先设定好一定的结构和程序，按照同样的措辞和顺序向每一个被评估者询问同样的问题。结构式会谈的内容有所限制，谈话的效率较高，评估者可以根据统一的方法处理被评估者的回答，资料便于统计分析和交流。由于结构式会谈的程序固定，有些会谈还有标准化的刺激情景，因此得到的资料比较客观，评估者主观因素的影响较小。但结构式会谈中评估者需要完全按照事先确定的程序进行交谈，缺乏灵活性，容易形成简单问答的局面，会谈气氛比较死板，被评估者也可能感到不自在。

（四）作品分析法（works analysis method）

所谓“作品”，是指被评估者在日常生活中创作的日记、书信、图画、手工艺品等，也包括生活和劳动中所做的事情和生产的其他物品。被评估者的作品反映了他（她）的心理发展水平、心理特征、行为模式以及当时的心理状态等方面的内容。通过分析这些作品，可以对被评估者的这些方面做出有效评估，被评估者的作品也可以作为一种客观依据加以保存。

（五）心理测验法（psychological test method）

心理测验是在实验心理学的基础上形成和发展起来的一种测量工具。在心理评估领域，心理测验占据着重要的地位。心理测验可以对心理现象的某些特定方面进行系统的评估，如个体的能力、态度、性格、情绪状态等。由于心理测验一般采用标准化、数量化的原则，所得结果可以参照常模进行解释，因此可以减少主观因素的影响。心理测验的种类繁多，应用范围十分广泛，在医学领域应用心理测验主要是对器质性和功能性疾病的诊断以及对心理学有关方面的内容如智力、人格、特殊能力、症状等进行评定。心理测验可以为心理评估提供巨大帮助，但应用不当也会造成不良后果。因此，对心理测验的应用和测验结果的解释应当慎重，不可夸大和滥用，应当结合其他资料进行综合分析，以充分发挥心理测验的效力。

三、对心理评估者的要求

心理评估是一项严肃的工作，心理评估的使用者必须具备一定的条件，达到一定的标准。对心理评估者的要求包括专业知识和心理素质两个基本方面，此外，还应当具备丰富的社会、人文知识以及大量的临床经验。

1. 专业知识　临床心理评估者首先要具备心理学知识、心理评估和心理测量等方面的专业知识并受过有关技术的专业培训。心理评估者还应当具备精神病学知识，能够及时鉴别正常和异常的心理现象。心理测验能够帮助心理学家和其他专业人员客观准确地判断被评估者的心理特征和行为特点，但使用不当也可能造成严重后果，因此各国对心理测验实施者的要求都相当严格。西方国家对心理测验的质量、心理测验使用者的资格都有严格的审查标准，我国也制定了相应的规定和道德规范，以保证心理测验的严肃性和有效性。

2. 心理素质

（1）观察能力：心理评估是根据被评估者的外在行为表现来推断其心理品质的，因此对被评估者的观察是心理评估的基础，心理评估的各种方法都要求评估者有良好的观察能力。在与被评估者进行交往的过程中，评估者不仅要认真倾听被评估者的言语反应，获得言语信息，而且要注意观察被评估者的非言语信息。因为在人际沟通中，非言语方式所传达的信息量大大多于言语方式。非言语信息传达方式包括面部表情、目光接触、肢体动作、语音、语调、语速等许多方面。因此评估时除了要善于捕捉被评估者面部表情的细微变化外，被评估者的躯体姿势、语音、语调等非语言信息也不可忽视。这就是强调评估者观察能力的原因。

（2）智力水平：心理评估者应当有较高的智力水平。心理评估的过程是一种高智力活动，要求评估者有较高的观察、分析、推理、判断、综合等能力，这些能力是高智力水平的人才所具备的。心理评估还经常涉及对被评估者智力水平、人格特征、认知能力等方面的判断，评估者有较高的智力水平才能够胜任这样的要求。如果评估者的智力水平有限，对智力水平较高的被评估者进行准确评估就非常困难了。

(3) 自我认识能力：心理评估需要评估者根据被评估者的外部行为表现推断其内部心理活动，这个过程中有许多评估者主观推断的成分，因而评估者的主观因素对心理评估结果可能产生显著的影响。为了保证心理评估结果的准确性和有效性，必须尽量减少评估者主观因素对评估结果的影响。因此，评估者应当对自身有比较客观、明确的认识，清楚了解自己的价值取向、道德标准、宗教信仰、情绪状态、兴趣爱好等因素。只有正确认识自己，才有可能客观地认识和评价他人，在对被评估者进行评估时做到客观而准确。

(4) 人际沟通能力：心理评估主要是依靠评估者和被评估者的人际交往完成的，与被评估者建立良好的协作关系是心理评估顺利进行的前提条件。如果评估者缺乏沟通能力，就可能在评估中遗漏重要信息，影响心理评估的结果。由于在心理评估过程中评估者承担着主导作用，因此良好人际关系的建立主要与评估者的人际沟通能力和技巧有关。良好的沟通能力与个体的人格有一定关系，但更重要的是评估者对待被评估者的态度以及沟通技巧的训练和实际经验的积累。评估者面对被评估者的基本态度应当是平等、尊重、诚恳、热情的，要站在被评估者的角度去体会、理解和分享被评估者的情感体验，使被评估者感到被理解和接纳。被评估者感到安全、舒适时才会敞开心扉，畅所欲言。评估者的态度其实也是一种人际沟通技巧。此外，评估者还可以学习各种言语和非言语的沟通技巧，以便有效进行沟通。例如耐心倾听被评估者的诉说，给予适当的言语反馈，应用开放式问题引导被评估者陈述，通过面部表情、肢体语言表达对被评估者的关注、鼓励、接纳、肯定等情感反馈等。评估者应在日常生活中自觉锻炼自己的人际沟通能力以便更好地完成心理评估任务。

第二节　应用心理测验的一般原则

尽管心理测验有其他方法不可替代的优越性，但这些优越之处能否得到充分发挥，还依赖于测验的使用者是否可以正确使用。心理测验使用不当，不但起不到其应有的积极作用，而且还可能导致错误判断，造成不同程度的不良后果，甚至对社会的某些方面产生长远的负性影响，在人类历史上是有这样的教训的。因此，对于心理测验的使用要有严格的控制，只有那些有心理学基础知识，并经过专业培训的人员才有权使用测验和解释结果。在使用过程中，要以严谨的态度对待测验及其结果，并严格遵守以下原则。

一、标准化原则

(一) 概念

所谓标准化原则是指测验的编制、实施、记分和测验分数解释具有一致性，保证对于所有被试来说施测条件都相同，这样不同被试的测验结果才具有可比性，才能减少无关因素对测验结果的影响，保证测验结果的准确性和客观性。标准化也是提高信度与效度的有效保证。因为心理测验的信度，考虑的是无关因素对心理测验结果的影响，测验的标准化可以最大限度地减少这种影响，而心理测验的效度是受信度制约的。因此，测验的标准化对保证信度和效度有重要意义。

(二) 具体内容

标准化原则对测验编制者和使用者而言蕴含的意义有所不同。对编制者而言，标准化原则意味着在编制测验的过程中，他们需要依据一定的程序对测验进行标准化处理，使测验达到标准化的要求，标准化测验就是指那些经过标准化处理的心理测验。而对于使用者而言，标准化原则意味着在使用心理测验的过程中，要采取种种措施，控制无关变量，使所欲测量的心理特征和行为成为测验情境中唯一的自变量。为达到这项要求，使用者在应用心理测验的过程中，要做到：

1. 标准化工具　即选择公认的标准化心理测验。

2. 标准化指导语　指导语也是测验情境之一，不同的指导语会直接影响被试回答问题的态度和方式。因此在标准化的心理测验中要采用标准化的指导语，即在测验实施的过程中，要使用统一的指导语。指导语有两种形式，一种是对被试的，另一种是给主试的。对被试的指导语应当简洁、清晰，礼貌地告诉被试如何对测验题目作出反应。有时指导语要求主试进行适当的演示，并观察被试的反应。为减少指导语造成的误差，有些测验采用了“录音说明”代替主试说明。对主试的指导语主要包括对测验细节的进一步解释和其他注意事项，例如测验环境的安排、计时方法、意外事件的处理等。

3. 标准施测方法　要严格根据测验指导手册的规定实施测验，包括标准时限和固定的测验顺序。某些心理测验是不限时的，例如人格测验；但“最高作为”测验，如智力测验、特殊能力测验等对测验的时间多有明确要求。有多个分测验的测验中，对测验顺序往往有固定的要求，使用时要严格遵守，不可随意更换测验的顺序。

4. 固定施测条件　标准心理测验的指导手册中，对测验环境有严格要求。应用心理测验时，必须完全遵守手册中的要求。如果测验中出现任何意外的影响因素，主试都应当详细记录，在解释测验结果时也必须考虑这些意外因素的影响。

5. 标准记分方法　记分时要完全按照测验使用手册的要求和标准答案，有时可以使用机器记分以减少主观因素的影响。

6. 代表性常模　常模是解释测验分数的标准，常模是否可靠决定了是否可以从测验中得到正确的结论，而得到可靠常模的关键在于选择有代表性的被试样本。

二、保密原则

保密涉及两个方面，一是测验工具的保密，二是测验结果的保密。心理测验是通过个体对测验题目的反应来间接评估个体的心理品质的。如果测验的题目、答案及评分标准被泄露，被试清楚地知道测验的内容，就可能对测验结果进行操纵，那么，心理测验就失去了应有的效果，当然也就没有使用价值了。为保证测验结果的真实性，必须对测验内容严格保密，绝不可随意传播。此外，任何一个心理测验的编制都是非常复杂的，是很多人经过多年辛勤工作的成果，一旦测验失去其价值，这些编制者的工作也就毁于一旦，保密原则也是对这些学者辛勤工作的尊重。

心理测验是对个体心理品质的评估，而心理品质有高下之分。心理测验的结果是被试的隐私，测验的使用者应当尊重被试，有义务为被试保守秘密，以免对被试产生不良影响。

三、客观性原则

对实验结果的解释应当遵循客观性原则。任何测验都不可能准确无误地测量出个体的真实面貌，测量结果和真实情况之间总会存在一定的误差。心理测验结果反映的是被试在测验的特定环境下、此次操作的情况，并不一定是被试在日常生活中的典型行为，人们在自然环境中的行为特征可能与测验中的表现不完全相同，许多因素都可能影响被试对测验的反应。因此，尽管测验结果有一定的预测性，然而不能依据一次测验结果来下定论。还需要收集被试的一般背景资料、既往史和目前的症状与表现，参考被试的生活经历、家庭、社会环境等因素，必要时借助于开放的访谈技术对被试的心理特征进行评估，与测验结果相互印证，以作出准确的全面的判断。

此外，虽然人的心理特征具有一定的稳定性，但并非一成不变，随着时间的推移，可能会发生一定的变化。因此，不能将测验结果绝对化，对于幼儿做智力障碍诊断时，尤其应当注意这一点。

第三节　临床评定量表

一、评定量表的概述

对于“评定量表”的概念，目前并没有统一的界定，一般认为评定量表并不是严格意义的心理测验。虽然一些在医学和社会科学领域经常使用的评定量表也具有数量化、标准化等特征，形式上很容易和心理测验相混淆，但它们和标准的心理测验还是有差别的。例如评定量表主要以实用为目的，往往没有严格的理论背景；可以使用原始分直接评定，不一定需要转换成标准分数；大多是作为筛查工具而非诊断工具等。许多评定量表使用并不复杂，非专业人员稍加培训就可以掌握。对保密性的要求也不严格，有些评定量表可以公开发表在大众媒体上。

评定量表有不同的分类方法。根据评定者的性质，可分为自评量表和他评量表，其中他评量表对使用者的专业知识和量表使用经验要求较高；根据评定量表的内容，可分为一般性心理卫生评定量表和精神科症状量表，前者用于一般人群，后者一般用于精神科病人；根据病种，可分为焦虑量表、抑郁量表和躁狂量表；根据评定对象的年龄，可分为成人用量表和儿童或老人用量表。

常用的评定量表有上百种之多。在选择评定量表时，首先要根据研究目的选择信度、效度都比较高的量表。此外，每种评定量表都有一定的针对对象，选择时要注意病种、年龄等条件，评定时间范围也需要注意。症状量表多为评定检查当时或过去一周或两周的情况，评定者应当明确所用量表的评定范围以免造成误差。

二、常用的自评量表

有许多量表是由被试自行评定的，统称为自评量表。在自评量表中应用最广泛的是症状自评量表，其可以用于精神科和心理卫生机构对来访者进行初步的筛查，检出可能有心理卫生问题的对象，并为进一步的检查、诊断和治疗提供方向性的线索。症状自评量表也可以用作患者症状严重程度的评定手段，在综合性医院中可以用症状自评量表来了解躯体疾病患者的心理状况。在精神卫生情况的普查中，可以应用症状自评量表进行调查和研究，症状自评量表主要用于成年的神经症、适应障碍和轻性精神障碍的患者，对于缺乏自知力的重症的精神障碍患者不适用。

（一）临床常用的症状自评量表

1. 症状自评量表（self reporting inventory） 又名 90 项症状清单（Symptom Checklist 90，SCL-90），因其包含 90 个题目而得名，在国外应用甚广，于 20 世纪 80 年代引入我国。由于该量表内容多，反映症状丰富，能较准确评估患者的自觉症状，故可以广泛应用于精神科和心理咨询门诊，作为了解来访者心理卫生问题的一种评估手段。也可以用于综合性医院，以了解躯体疾病患者的精神症状。

SCL-90 共有 90 个项目，包含较广泛的精神症状学内容，从感觉、情绪、思维、意识、行为到生活习惯、人际关系、饮食睡眠均有涉及。每个项目均采取 5 级评分制，分别为：

无：自觉没有该项症状；

轻度：自觉有该项症状，但对被试无实际影响或影响轻微；

中度：自觉有该项症状，对被试有一定影响；

相当重：自觉经常有该项症状，对被试有相当程度的影响；

严重：自觉该症状的频率和强度都十分严重，对被试影响严重。

SCL-90 包括 9 个因子，分别为躯体化、强迫症状、人际关系敏感、抑郁、焦虑、敌对、恐怖、偏执和精神病性。此外，有 7 个项目不能归入以上因子，一般将它们归入因子 10——“其他”中。

SCL-90 有多个统计指标，最常用的是总分和因子分。总分是 90 个单项分相加之和，能够反映病情的严重程度，它的变化可以反映病情的演变；因子分和廓图可以反映症状群的特点，并反映靶症状群的治疗效果。可通过前后几次测查来观察病情发展或评估治疗效果。

2. 抑郁自评量表（Self-Rating Depression Scale，SDS）和焦虑自评量表（Self-Rating Anxiety Scale，SAS）由 Zung 分别于 1965 年和 1971 年编制，因使用简便而得到广泛应用。两个量表的结构和评分方法相似，各有 20 个项目，分别评定患者的抑郁和焦虑的主观感受，评定时间均为过去一周。测查时，被试首先阅读并理解量表的填写方法以及每个问题的含义，然后独立自行填写。按照症状出现频率评定，分为 4 个等级：没有或很少时间；部分时间；相当多时间；绝大部分时间和全部时间。

SDS 和 SAS 的主要统计指标是总分。20 个项目的分数相加即得到原始粗分，以原始粗分乘以 1.25，取整数部分即得到标准总分。记分时要注意量表中的反向评分题目。

根据量表协作组的研究分析，中国常模为 SDS 总粗分分界值为 41 分，标准分分界值为 53 分；SAS 总粗分正常上限为 40 分，标准总分的正常上限为 50 分。

SDS 和 SAS 在临床、调查和科研等领域应用广泛。可用于抑郁、焦虑主观感受的自评，也可以用于评价治疗效果。可以在治疗前、后重复评定，通过观察总分的变化来分析症状的变化情况。

（二）临床常用的评定量表还包括：

1. Hamilton 抑郁量表 为他评量表，主要用于评定抑郁患者的病情严重程度。

2. Hamilton 焦虑量表 为他评量表，主要用于评定焦虑患者的病情严重程度。

3. 简明精神病评定量表（BPRS） 主要用于评定精神病人，尤其是精神分裂症患者的临床症状和治疗前、后的变化。

4. 适应行为量表 用于评定婴幼儿、老人、智力障碍者以及重症病人的适应行为程度，即维持生存的能力以及对周围环境和社会要求的满足程度。

5. 生活事件量表（LES） 主要用于特定时间内生活事件的定量，以便进一步研究生活事件在疾病的发生、发展、预后和转归中所起的作用等。

6. 简易智力状态检查（MMSE） 主要用于老年人认知缺陷的筛查，可以作为中、重度痴呆患者的筛查和评定。

7. 多动指数 主要用于儿童多动行为的筛查和评定。

8. Achenbach 儿童行为量表 又称儿童行为清单，主要用于筛查儿童的社会能力和行为问题。有家长用、教师用和年长儿童自评三种表格。

心理评估是临床心理学的重要组成部分，在心理学、医学、教育学等领域都有非常重要的作用。心理评估有多种方法，包括调查法、观察法、会谈法、作品分析法、心理测验法等，各种方法都有其优点和不足。心理测量是依据心理学的原理和技术，对人的心理现象或行为进行数量化测量，从而确定心理现象在性质和程度上的差异。心理测验是心理测量的工具。根据不同的角度，可以对心理测验进行不同的分类。由于心理测验可以系统、客观地对个体的心理现象进行评价，因此在心理评估中占有重要地位。为了充分发挥心理测验的优势，应用时要遵循标准化原则、保密性原则和客观性原则，同时要尽量减少无关因素对测验结果的影响。常用的心理测验包括智力测验、人格测验、神经心理学测验。评定量表虽不是严格意义上的心理测验，但它具有心理测验的一些特点，在临床也有广泛的应用。

第九章　心理治疗

学习目标

完成本章学习内容后，学生应能：

1. 掌握心理治疗的概念
2. 熟悉心理治疗的原则
3. 了解心理治疗的基本过程
4. 熟悉主要的心理治疗方法

第一节　心理治疗概述

一、心理治疗的概念与发展状况

（一）心理治疗的概念

心理治疗（Psychotherapy）也称精神治疗，是以一定的理论体系为指导，以良好的医患关系为桥梁，应用心理学的方法，影响或改变病人的感受、认识、情绪及行为，调整个体与环境之间的平衡，从而达到治疗目的的一种方法。

还有一些心理学家提出过一些定义，但似乎均未能比以上的定义更为明确和符合中国的文化。例如美国的精神科医师沃尔培格（L. R. Wolberger）认为，心理治疗是针对情绪问题的一种治疗方法，由一位经专门训练的人员以慎重认真的态度与病人建立一种职业性的联系，以消除、矫正或缓解现有症状，调节异常的行为模式，促进积极的人格成长和发展。

英国的艾森克提出了心理治疗的 6 个标准：①这是一种在两人或多个人之间的一种持续的人际关系；②其中参与者之一具有特殊的经验并受过专门的训练；③其中的另一个或多个参与者是由于对自己的情绪或人际适应感到不满意才加入这种关系的；④所应用的方法实际上是心理学的原则，包括解释、暗示以及说明等；⑤治疗的程序是根据心理障碍的一般理论以及某一病人的障碍的特殊起因而建立起来的；⑥治疗过程的目的就是改善病人的问题，他们也正是因为有问题才前来寻求帮助的。

（二）心理治疗简史

心理治疗自古以来就存在。我们的祖先曾经创造了多种多样的心理治疗方法，谱写了光辉的篇章。早在 2000 年前，我国的《黄帝内经》曾指出，“精神不进，志意不治，病乃不愈”，所以医者要对病人“告之以其败，语之以其善，导之以其所便，开之以其所苦”。长期以来，祖国医学认为，任何治疗均应从“治神入手”，并以“治神为本”。

在西方，早在古埃及和古希腊时代就已经使用“暗示疗法”来治疗疾病。19 世纪末和 20 世纪初，西方流行麦斯麦（F. A. messmer）的“催眠疗法”。之后，奥地利医生弗洛伊德首创的“精神分析法”也得到广泛的传播。20 世纪 50 年代末，“行为疗法”开始迅速发展。

这些心理治疗到目前已成为重要的心理治疗流派。近半个世纪以来，随着心理科学研究的深入，不但原有的心理治疗方法得以改进和完善，而且许多新的治疗方法和手段也如雨后春笋般地出现。

现代心理治疗的方法在我国的应用开始于20世纪前半叶，当时仅限于精神病学领域。由于主要沿用弗洛伊德的心理分析学派的理论与方法，脱离了中国文化传统，因此治疗效果不理想。20世纪50年代，我国的心理治疗工作者李心天等对神经衰弱的心理治疗进行了研究，形成了具有中国特色的“悟践心理疗法”。我国学者钟友彬结合中国实际创造了中国式的心理分析法，称“认知领悟疗法”，同样取得了很好的疗效。此外，湖南医科大学张亚林等在20世纪90年代提出的“道家心理治疗”，北京大学医学部胡佩诚提出的“漂浮治疗”在国内外也具有一定的影响。

（三）心理治疗的发展前景

过去，由于受生物医学模式教育的影响，除精神科医生外，一般临床各科医生对病人进行治疗时，只重视药物、手术和理疗等方式，并未认识到心理治疗的重要性和必要性。实际上，医务人员在接触和诊治病人的过程中，其言语、举止行为都会影响病人的心理活动，如果能因此改善他的心理状态，消除或减轻他心中的痛苦，改变他对人对事的态度和行为方式，就会起到心理治疗的作用。有人预言，心理咨询与心理治疗将会成为中国21世纪的一个热门行业，其原因有以下的考虑：

1. 健康与医学模式的转变　健康与医学模式的三维观念的转变，必然促进心理治疗的迅速发展，非此，心理社会躯体的圆满状态是难以达到的。

2. 社区医疗的发展　随着WHO提出的2000年“人人享有健康”目标的实现，社区医疗将会有长足的发展，全科医生、家庭医生将成为重要的培养方向。心理咨询与心理治疗知识与技术对于全科医生或家庭医生的知识结构将成为重要的组成部分。

3. 脑科学的研究　心理学是研究人脑运动规律的科学。人类要实现脑科学研究（脑移植等的突破），离不开心理学家特别是心理治疗学家的参与。

此外，心理治疗本身具有交叉科学的性质，也决定了其迅速发展是历史的必然。

二、心理治疗的性质、区分与适应证

（一）性质

心理治疗要完成对人的思维、行为以致人格的改造与纠正，其治疗过程不同于传统的医学治疗。主要的治疗过程具有以下的特点：

1. 自主性　心理治疗的关键是帮助病人自己改变自己。在心理治疗过程中的医患关系，不是传统意义上的关系，而是一种合作努力、伙伴或同盟的关系。病人从一开始就发挥主动的作用，通过治疗，病人变得越来越具有自主性和自我导向能力，对自己的情感和行为更负责任。

2. 学习性　心理治疗的过程就是一个学习的过程。心理治疗的一个基本假设就是个体的情感、认识以及行为都是个体过去生活经历的产物，它们是“学习”而来的。因此心理治疗需要具备三个条件：一是病人自愿主动且参加治疗应有强烈的动机；二是有一个可能提供转变的外环境，环境允许他的改变；三是能克服学习的内部阻碍，这需要转变其防御机制，与治疗师取得密切配合。

3. 实效性　心理治疗是一项有实效的工作，它是有效的、有益的，而且是人道的。

（二）区分

1. 心理治疗与思想政治工作的异同　心理治疗与思想政治工作的相同点是二者都是做人的工作，心理治疗与思想政治工作的不同点见表 9-1。

表 9-1　心理治疗与思想工作的不同

区　别	思想政治工作	心理治疗
目的	调动群众的积极性，保证党和国家各项政治经济任务的完成，解决政治态度和立场问题，树立正确的世界观、人生观和价值观	帮助来访者消除或缓解心理症状，促进其人格向健康协调的方向发展，提高环境适应能力，摆脱消极情绪
性质	意识形态领域，政治活动的一部分	心理科学范畴，一种治疗技术
内容	基本路线、爱国主义、集体主义、革命传统、理想道德、民主法制、形势改革教育等	心理障碍、心身疾病、心理问题的调适、心理卫生等
理论基础	马列主义、毛泽东思想、辩证唯物主义、历史唯物主义	各种心理治疗的学派理论，人格心理学、变态心理学等
方法	个别座谈、集体座谈、评比座谈、参观访问、大报告、谈心等	个体与集体心理治疗、生物反馈治疗等
工作者方式	主动	被动
人员要求	领导干部、党团及工会干部	受过专门训练的心理治疗师
效果评价	促进两个文明建设，有利于促进生产力发展	促进来访者的心理健康

2. 心理治疗与心理咨询的异同　心理治疗与心理咨询的相同点在于二者的理论与方法是相同的，咨询与治疗的过程不能完全分开，即使有差异，也是非本质的。心理治疗与心理咨询的不同点见图 9-1。

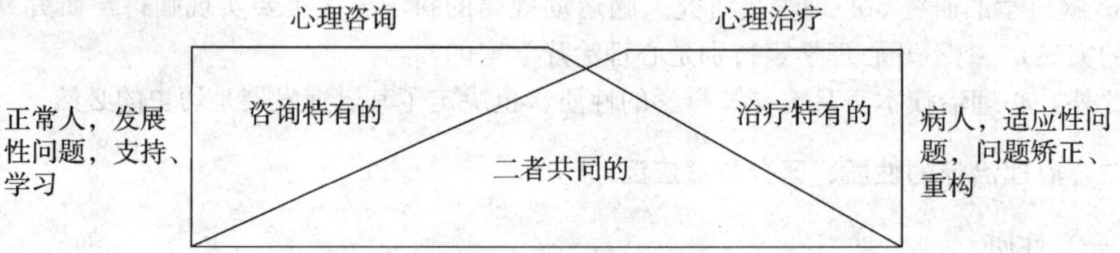

图 9-1　心理咨询与心理治疗的差异

心理治疗与心理咨询的区别见表 9-2。

表 9-2　心理治疗与心理咨询的区别

	心理治疗	心理咨询
工作对象	可称病人，主要为精神病、神经病、心身疾病、心理障碍等患者	可称来访者，在适应和发展方面发生困难的正常人
工作者	精神病医生、医学心理学家	临床咨询心理学家
工作任务	人格障碍、行为障碍、心身疾病、性变态	人际关系、学习、升学、家庭婚姻
工作方式	强调人格的改造和行为的矫正，费时较长，数周至数年	强调教育及教育与发展，费时较少，一次至数次

（三）适应证

心理治疗可以广泛地应用于临床与心理的许多疾病与问题。最常应用在神经症、儿童与成人的行为障碍，包括性心理障碍、应激或挫折后的情绪反应、重型精神病的恢复期、心身疾病的辅助治疗，学习问题、个性问题以及某些慢性病患者的康复治疗等。

三、心理治疗的分类

心理治疗的种类繁多，只从一个角度来分类，很难概括全面，现从以下 4 个方面来分类介绍。

1. 按理解分

（1）广义的心理治疗：指医疗全过程，通过各种方式和途径积极地影响患者的心理状态而达到治疗目的。其中包括医护人员对病人的接触、谈话、检查的过程以及医院优美舒适的环境，方便合理的医疗制度，卓著的工作效率等，无一不在对病人进行心理治疗。

（2）狭义的心理治疗：指医生运用心理学的理论和方法，对病人进行有针对性的治疗，如精神分析法、行为疗法、询者中心疗法等。

2. 按形式分

（1）个别心理治疗：是通过治疗者与病人的个别谈话或其他方法的治疗。

（2）集体心理治疗：是把数个或十几个病情相似或不同的病人编成小组，由治疗者分次向集体实施的治疗。

3. 按病人意识范围的大小分

（1）觉醒治疗：是指病人的神志处于清醒状态，根据医生表达的信息，病人能自觉地进行积极的思考，有意识地调整自己的情绪，这是心理治疗最常采用的。

（2）催眠治疗：是指病人处于意识极度狭窄的状态下，病人可接受医生的言语指导，可将在意识中已经忘却的心理创伤回忆起来。

4. 按学派的理论分　可以分为心理动力学派、行为主义学派和人本主义学派等。

第二节　心理治疗的理论基础

一、精神分析学派

奥地利的精神病学家弗洛伊德于 19 世纪末创立了精神分析学派，它在心理治疗的历史上具有非常重要的地位。精神分析作为一种理论与方法，特别是精神动力学和深层心理学的基本思想，至今仍指导着心理治疗的临床实践。

（一）关于心理结构

弗洛伊德将心理活动分为三个层次：

1. 潜意识（unconsciousness）　又译成无意识，是人的心理活动的深层结构，是不能被人意识到的。它包括人类的本能及原始冲动。正常人的大部分心理活动是在潜意识中进行的，大部分的日常行为是受潜意识驱动的。潜意识里的心理活动内容包括人的原始的盲目冲动、各种本能活动和被压抑的愿望。潜意识是人类心理原动力所在，其活动遵循“享乐原则”。因此这些活动的内容、观念或欲望如要进入意识，就要受社会道德标准的检验而遭到拒绝；但如不闯入意识，就得不到满足。为了使这些被压抑的观念或欲望能出现在意识中，只能乔装打扮，变相出现而获得间接满足。梦就是以这种形式来获得愿望的满足。

2. 前意识（preconsciousness） 即当前未曾注意到，但一经他人提醒或自己集中注意、努力回忆即可进入意识的心理活动，介于意识与潜意识之间。潜意识内的观念首先进入前意识才能到达意识境界。前意识的作用是保持对欲望和需求的控制，使其尽可能按照外界现实要求和个人的道德来调节，是意识和潜意识之间的缓冲。

3. 意识（consciousness） 意识是心理结构的表层，是当前注意到的感知外界各种刺激的心理活动。意识活动是遵循"现实原则"来行事的，即合乎社会规范和道德标准的各种观念才能进入意识界。

（二）关于人格结构

弗洛伊德将人从精神功能上把人格的结构分为三个部分，即本我（原我）、自我及超我。

"本我"：追求生物本能欲望的满足，是人格结构的基础，是人格中的一个永存的成分。"本我"是无意识的最深层，是生来即有的。"本我"的内容除带有原始的、人类共有的特性外，还具有个体的特征。"本我"是不顾及"现实标准"的，它只能通过自我间接地表现出来。"本我"的活动遵循"快乐原则"。

"自我"：是意识状态下的自己。"自我"的功能主要有检查现实、适应环境、区分主观与客观的界线、控制情感及本能活动以及对体验进行综合判断。"自我"可以按"现实原则"确定是否应该满足"本我"的各种要求。

"超我"：是在后天教育中形成的，具有自我控制与道德监察的功能。"超我"代表良心或道德力量的人格结构部分，其活动遵循"道德原则"，过强的"超我"易导致自责或过失感。

（三）关于心理发展

弗洛伊德强调幼年阶段不利的心理发展或挫折对人格特征及成年后心理疾病形成有重要影响。从婴儿到成年性本能可以分为不同阶段：

1. 婴儿期（口欲望） 婴儿通过吸吮获取营养，满足本能欲望。

2. 幼儿期（肛欲期） 此时的儿童在学习控制自己的排便，并由此接触到一些新的体验，例如自主与克制、占有与给出，也包括干净及条理性等体验。

3. 学前期（崇拜性器期） 此期的儿童发现了自己和别人的性标志，并感受到父亲和母亲有一个共同的成年人的生活区域。

4. 青少年（潜伏期） 儿童的注意力从自己的身体转移到外界——学习和游戏。儿童的性本能大大降低，进入一个"性的沉寂"时期。这时尽管性本能受到了压抑，但在过去阶段中的性方面的记忆仍对他们的人格发展产生影响。

5. 成年（生殖期） 开始对异性、社交活动、婚姻和成家以及职业感兴趣。这一阶段是通过亲吻、爱抚以及性交等活动来满足潜伏期阶段中的性冲动的。这一阶段会一直延续到更年期，直到生命的终结。

二、行为主义学派

美国心理学家华生受巴甫洛夫经典的条件反射学说的启发，在1913年发表《行为主义者眼光中的心理学》，创立了行为主义学派的理论。

行为主义的心理治疗把着眼点放在可观察到的外在行为或可描述的心理状态上，充分利用"学习"的原则来改善非功能性或非适应性的心理与行为。俄国的谢切诺夫强调反射学说，他提出："所有动物和人类的行为实质上都是反射的。"巴甫洛夫发现铃声这个无关刺激可以由食物的强化而逐渐成为食物的信号，以后单独的铃声也能引起唾液的分泌。从一个无关的刺激转换为具有某种信号属性的过程，也是一个潜在的新行为模式的形成过程。心理学家华生受俄国生理学家的影响，进一步说明人的行为，不管是正常或病态的行为，适应性或非适应性的行为，都是经过“学习”而获得的。华生于1920年曾发表他们的临床实验结果。他们让一个9个月大的男孩跟一只白老鼠接近，每当男孩看到白老鼠接近时实验者就制造不悦的噪声（如猛击铁棒），经过这样的几次结合后，每当白老鼠出现时，男孩就会哭闹，出现紊乱的表现。此后观察这男孩不但怕老鼠，而且还泛化到其他白色有毛的动物身上去了。这是经过实验制造的人为的“恐怖症”，也证实了“惧怕”的行为（或非适应性的精神症状）可经过“学习”而产生。

华生提出了两条规律：

（1）频因律：即对某一刺激的某一行为发生反应的次数越多，那么这一行为就越有可能固定保留下来，并在以后遇到相同的刺激时很可能发生。

（2）近因律：即对某一刺激发生某一行为在时间上越接近，那么这一行为反应越容易固定下来，并在以后遇到相同的刺激时很可能发生。

美国心理学家斯金纳进行了著名的操作性条件反射实验。在一个后来以他的名字命名的斯金纳箱中，安放有一个杠杆装置和一个食物盘。如果按压杠杆，就会有食物落入盘中。把一只饥饿的小白鼠放入箱中，它在寻找食物时可能偶尔碰了杠杆而获得了食物，如果这种偶然重复几次，小白鼠就会主动按压杠杆。也就是说它学会了按压杠杆而获得食物的行为，食物是对按压杠杆的奖励，因此也称为“奖励性学习”。根据同一原理，斯金纳还设计了“惩罚性学习”。

操作性条件反射与经典条件反射不同。在操作性条件反射中，人或动物必须寻找出一个适宜的反应（如按压杠杆），这个习得的反应可以带来某种结果（如得到食物）。在经典的条件反射中没有这样的效果出现（如唾液的分泌不会导致食物的出现）。这种条件反射之所以被称为“操作性的”，正是强调了其行为的操作性会导致某种结果的产生。

三、人本主义学派

美国心理学家罗杰斯创建了人本主义疗法，被称为现代心理治疗中的“第三种势力”。罗杰斯的理论基础主要有：

（一）实现的趋势

它假定人类和所有的生物，不论是植物或动物，与生俱来就有一种不断发展、增长和延续其机体的趋势。最简单的例子就是婴儿在正常环境中的生长过程，他将逐步学会行走，尽管跌倒、失败和受挫，但最终将学会各种动作。在心理方面也是如此，只要有生长发育的条件，有机体的这种自我实现趋势会克服多种障碍和痛苦。

（二）自我概念

自我乃一个人对自己的概念。“自我形象”是通过自身与环境，特别是与其他人对他的评价相互作用后逐步建立起来的。一个人对任何一个新的体验会产生三种不同的反应：①与自我概念相结合，成为一体；②对其不加理会；③产生歪曲的反应。当新的体验与个人的自我概念不一致，或被视为对自我概念的威胁时，就容易产生后两种反应。

（三）充分体验

它是对宏观事物和可以意识的机体内部过程的态度。“集中注意法”就是用来帮助病人，使其集中注意力，一步一步向内向下，直至产生可以觉察到的生理和内脏的感觉变化。当注意力集中于以往被否认的体验，用接纳的态度对它进行充分体验时，就会给治疗带来转机。

人本主义理论的核心在于人人都有其独立的价值与尊严，人人都必须自己选择自己的生活方向。

第三节　心理治疗的主要方法

一、精神分析疗法（Psychoanalytic therapy）

精神分析疗法是由弗洛伊德所创。他以精神动力学理论为基础，主张通过内省的方式，以自由联想、精神疏泄和分析解释的方法，把压抑在“无意识”中的某些幼年时期的精神创伤或痛苦的体验挖掘或暴露出来，从中发现焦虑根源，启发并帮助病人彻底领悟而重新认识它，从而改变原有的病理模式，重建自己的人格，以达到治疗目的。

（一）自由联想

在进行自由联想（free association）之前，要让病人打消一切顾虑，想到什么就讲什么，医生对谈话内容保密，鼓励病人按原始的想法讲出来，不要怕难为情或怕人们感到荒谬奇怪而有意加以修改。因为越是荒唐或不好意思讲出来的东西，却有可能越有意义，并对治疗方面的价值越大。在进行自我联想时，要以病人为主，医生不要随意打断。当然在必要时，医生可以进行适当的引导。一般来说，医生往往鼓励病人回忆从童年起所遭遇的一切经历或精神创伤与挫折，从中发现那些与病情有关的心理因素。自由联想法的最终目的是发掘病人压抑在潜意识内的致病情结或矛盾冲突；把它带到意识领域，使病人对此有所领悟，并重新建立起现实性的、健康的心理。

自由联想的疗程颇长，一般要进行几十次，不能只进行几次就完全解决问题。因此，事先应向病人说明并取得较好的合作。在治疗过程中，也可以发生阻抗、移情或反复现象，要鼓励病人坚持，以达到彻底解决心理症结而痊愈的目的。

自由联想法的适应证主要是各类神经症、心因性精神障碍及心身疾病等病人，也可用于部分早期或好转的精神分裂症患者。不适用于发病期的精神分裂症、躁郁症与偏执精神病等病人。

（二）梦的解析

弗洛伊德认为“梦乃做梦者潜意识冲突欲望的象征”，精神分析学派还认为“梦并非无目的、无意义行为，而实际上是代表个人愿望的满足。通过对梦的分析，可以有助于捕捉到压抑情绪的症结”。做梦的人为了避免被人察觉，所以用象征性的方式以避免焦虑的产生。分析者对梦的内容加以分析，以期发现这些象征的真谛。

弗洛伊德认为与梦境内容有关的因素主要有以下三类：

1. 睡眠时躯体受到的刺激　如房间太冷，会梦到身陷冰天雪地的山谷中。

2. 日间活动残迹的作用　即所谓“日有所思，夜有所想”，人们可以在梦中继续完成白天的智力活动。

3. 潜意识内容的反映　这是最重要的。他把梦分为“显梦”内容与“潜意”内容两部分。前者指梦境中所显示的具体内容，后者是这些梦境内容所代表的潜意识。

人们通过“梦的工作”中的那些规律或心理机制而表现的各种离奇的梦境，一般可以将梦归纳为以下6类：

1. 象征　即用一种中性事物来替代一种忌讳的事物，可避免引起梦中自我的痛苦或创伤。例如用细长、尖锐物体或蛇虫等象征阴茎。

2. 移置　指在梦中将对某个对象的情感（爱或恨）转移和投向另一个对象。如一位神经症男青年梦到一位穿黑色衣服的陌生中年妇女，开始冲过去拥抱她，继而对她进行了残酷的攻击。经过分析，梦中这位中年妇女实际是他的母亲，因为在其童年时父亲病死后，她抛弃了他而嫁人离去。

3. 凝缩　指在梦中将内心所爱或恨的几个对象，凝缩成一个形象表现出来。最生动的例子是《红楼梦》中，贾宝玉游太虚幻境时梦到警幻仙子领他与其仙妹成亲。这位美女的形象是他所爱的三个女性的意象经过凝缩而构成的。

4. 投射　指在梦中将自己某些不好的愿望与意念，投射于他人，而减轻对自我的谴责。如一男青年梦到其未婚妻移情别恋并与人幽会。经过分析却发现，他对未婚妻有所不满而萌发了追求其他女郎的意念。

5. 变形　指在梦中将潜意识的欲望或意念用其他的甚至相反的形式表现出来。例如一富家子弟，在其父病重后患了焦虑性神经症。他梦见父亲病愈且又能掌握家务了。经过分析，他的潜意识中盼父早死的不孝意念受到超我的严厉压抑，通过"反相形成"而产生了"父亲病愈"的"反"梦。

6. "二次加工"　指做梦者在梦醒过程中，往往会无意识地对自己的梦进行修改加工，使它比较有次序或更合乎逻辑一些；或者将梦中最有意义的东西反而置于次要或不显著的地位。这时，精神分析医生在进行释梦时，就要去伪存真，抓住要点。此外，移情技术的使用在精神分析治疗中也是十分重要的。

（三）精神分析的其他形式———认知领悟疗法

这一疗法是中国的钟友彬根据心理动力学理论结合中国具体情况提出的中国式的心理分析法。认知领域疗法的适应证是强迫症、恐怖症和某些类型的性变态。治疗的具体做法是：

1. 采取直接、全面的交谈方式　如病人同意，可有一名家属参加。每次会谈时间为60～90分钟，疗程和间隔时间皆不固定。凡有书写能力的病人都要求他在每次会谈后写出对医生解释的意见，并结合自己每次的体会提出问题。

2. 初次会见　要病人及家属叙述病状产生、发展的历史和具体内容，尽可能在1小时内叙述完。经躯体和精神检查诊断为上述适应证的病人后，即可进行初步解释，告诉他，病是可以治好的，但需要主动与医生合作。对医生的提示、解释要联系自己的认识思考，疗效的好坏取决于自己的努力程度。

3. 以后的会见　继续询问病人的生活史和容易回忆的有关经验。不要求深入回忆，对于梦也不做过多的分析。主要通过会谈建立病人与医生间的相互信任的关系，并使病人真诚地相信医生的解释。

4. 随后与病人一起分析症状的性质，引导他相信这些症状大多数是幼稚的、不符合成人思维逻辑规律的感情或行动，有些想法近似儿童的幻想，在健康成人看来是完全没有意义的，不值得恐惧，甚至是可笑的。只有儿童才那么认真地对待、相信和恐惧，不自觉地用一些幼稚的手段来"消除"这些幼稚的恐惧，或用幼年取乐的方式来解决成年人的问题等。

5. 当病人对上述解释和分析有了初步认知和体会后，向病人进一步解释病的根源在于过去，甚至幼年期。对强迫症和恐怖症病人指出其根源在于幼年期的精神创伤。这些创伤引起恐惧情绪，在脑内留下痕迹，在成年期遇到挫折时会再现出来影响病人的心理，以致用儿童的态度对待在成人看来不值得恐惧的事物。现在已至成年人，不应当像孩子那样认知、相信并恐惧了。对于性变态的病人，结合他可以记忆起的儿童性游戏行为，讲明他的表现是用幼年方式来对待成年人的性欲或心理困难，因而是幼稚的和愚蠢可笑的。

上述的解释需要经过病人与医生多次共同的讨论，才能使病人完全理解，并达到新的认识。

二、行为主义的治疗

（一）行为疗法的概念

行为疗法（behavior therapy）又称为行为矫正或学习疗法。它是根据行为学习及条件反射理论，消除和纠正异常并建立一种新的条件反射和行为的治疗方法。行为疗法认为一切心理失常现象都是习得的行为，所以这种治疗方法的理论基础是学习理论，治疗对象是外显行为，目的是修改不良的行为模式，主要方法是控制外部行为模式，进而重建或恢复良好的行为模式。

行为疗法起源于经典条件反射、操作性条件反射和社会学习理论的实验研究，用来评价可测查的行为，从20世纪以来得到了广泛应用和迅速发展。到了20世纪70年代，在整个心理治疗领域中，行为治疗被称为第二种势力，是心理治疗发展史中的第二个里程碑，超过了精神分析治疗而占据了压倒的优势地位。

治疗方法也从注重条件化作用和奖惩刺激对行为的影响，扩展到强调行为改变中的意识和认知的作用。治疗对象已不局限于患者本身，而扩大到其家庭及社会环境方面。应用范围包括神经症、心身疾病、人格障碍、性功能障碍、性行为偏离、各种疾病的康复期、弱智教育以及多种不良行为（如遗尿、口吃、毒瘾、酒瘾等）的矫治。应用场所是医疗单位、疗养院、学校、工读学校和劳教场所。

（二）行为疗法的一般过程

1. 确定问题行为的原因　病人对前来寻求帮助的问题一般比较明确，但对出现问题的原因判断往往存在着非理性化的认识（即要求绝对化、过分的概括化等），且受心理定势的影响，不能变换角度去思考问题。在分析病因时不能只看表面现象，要注重社会环境、心理背景、生理素质等多因素对行为的综合影响，注意异常行为的强化因素以及有无继发受益问题。

2. 确定矫治目标　遵循先易后难、逐步塑造的学习规律，制订不同等级的阶段治疗目标（阶段期望行为）。在治疗中要不断地与治疗前情况（基线水平）和前一等级目标相比较，以判断效果并进行必要的修正。

3. 制订治疗方案　按病因及治疗目标，选择适宜的方法：

（1）应用积极强化使期望行为出现；

（2）应用消退程序减少异常行为；

（3）应用塑造程序使新行为出现；

（4）使用间歇强化使健康行为坚持下去。

4. 患者自身的投入　行为治疗发展到今天，不仅已明确需要、动机是行为的基础，还强调意识、认知对行为的重要作用。因而要让病人了解病因和行为治疗的必要性，促进医患联盟和病人的自我观察、自我监督和自我矫正，这些都是治疗成功的前提条件。病人新的健康行为模式的建立，需要病人在日常生活中经常运用行为矫正的技术方法，这是治疗成败的关键。

（三）行为疗法的类型

1. 应答性行为疗法（response behavior therapy） 是根据巴甫洛夫经典条件反射原理建立的一种对抗性条件作用或去条件作用，把由于应答性条件反射机制所形成的异常条件反射（病态行为）消除，或建立起一种新的正常的条件反射。属于本类疗法的有系统脱敏法、满灌法、矛盾意向疗法、厌恶疗法、消退疗法、发泄疗法、思维阻断法等。

2. 操作性行为疗法（operant behavior therapy） 是根据斯金纳操作性条件反射机制，用奖励强化所期望的行为，用惩罚消除不良行为而达到治疗目的。归属于此类的有奖励法、惩罚法、行为塑造法、标记奖励法、链环技术、过分改正法等。

3. 替代学习疗法（vicariors learning therapy） 是学习所示范的新行为来替代旧的不良行为的疗法。如示范法、自信训练法、行为契约法、渐隐法、集体依随法、习惯转换法等。

4. 自我调节（控制）技术（self-regulation or self-control technique） 强调通过自身有意识、有步骤地控制体内生理活动、情绪体验以改变不良行为反应。归属于此类的方法有众多的放松训练法，如气功中的放松功、瑜伽、坐禅、静默法、渐进性放松训练、自主训练以及自我管理技术、呼吸训练、生物反馈等。

（四）行为治疗的具体方法

1. 系统脱敏法（systematic desensitization） 又名对抗条件疗法、交互抑制法等。这一疗法是南非心理学家沃帕于 1958 年从治疗动物实验性神经症获得成功而创立的。实验是在猫吃食物时给予电击，多次进行后，猫不仅见食物就恐惧，且泛化为对猫笼与实验室环境的恐惧，形成了实验性神经症。随后将猫放入自然环境，给猫食物时不予电击，待它能正常进食后，再逐步将猫放入笼中与实验室中，只要不再重复电击，最后猫能恢复到在实验室笼中也能正常进食的状态。

沃帕认为人的神经症与动物相似，也是通过条件反射形成的，也同样能够通过去条件作用而治疗。这一疗法在临床应用获得了成功，实施的程序是：

（1）制定焦虑等级值：根据引起症状的体验与生理多导记录仪或生物反馈治疗仪的监测数据综合判断，将引起症状的相应情绪由弱到强排序。如恐蛇症者的恐惧情绪是 0～4 级，相应的情绪是安静、看到蛇字、听到谈论蛇、见到真蛇、触及真蛇。

（2）放松训练：学会使自身保持轻松。

（3）脱敏治疗：根据两种相反的情绪或行为不能同时并存，且可相互抵消的交互抑制论点，学习用放松的心身状态去克服恐惧、焦虑。关键是由轻到重、有顺序（系统）地进行。

2. 冲击疗法（flooding therapy） 又名满灌法。它与脱敏法虽都是将病人置于（暴露于）他所惧怕的情境中，但前者是采取缓和的、逐步消除恐惧的方法，而本法是治疗开始即将病人处于他最怕的情境中，如果并没有真正可怕的事情发生，那么紧张、焦虑不安便会明显减轻。如将怕水的孩子推入水中，由于他已在水中就使原来怕水的心理逐渐消退。一般来说，病人只要在其所怕的情境中待上 2 小时，症状就会明显减轻，因此要劝说甚至命令病人坚持。为防止过度强烈的心身反应对原本有心血管疾病患者的危害，应用此方法前应严格地做必要的检查，且征得病人同意。治疗时医生应在现场严密观察与适时终止。本法也可多次应用，逐渐延长暴露时间。

3. 厌恶疗法（aversion therapy） 是将令病人厌恶的刺激与对病人有吸引力的不良刺激

相结合形成条件反射，以消退不良刺激对病人的吸引力，使症状消退。例如在酒中加入戒酒药，使酗酒者饮用后痛苦地恶心呕吐，抵消了饮酒的欣快感，促进戒酒。常用的厌恶刺激有电击法、橡皮筋法、氨水法、阿扑吗啡法、厌恶想象法等。由于此法给病人带来不愉快的体验，甚至是痛苦的，因而应将此疗法作为其他疗法无效后的选择。应用前要征得病人同意及配合。

4. 标记奖励法（token economics） 又名代币法，是采用奖励的方法增强所期望的行为，并用不强化（不鼓励、不注意）的方法使已建立的不良行为逐渐消失。应用时注意：

（1）目标明确：按具体对象订出具体的、由简单到复杂的逐步行为要求，如训练智残者生活自理能力时，根据已有能力提出稍微努力即可能达到的行为作为获奖标准。

（2）奖励标记：根据对象的喜好可采用小红花、插红旗、彩色图片、代币券、真正钱币等以鼓励其获得的兴趣。

（3）坚持兑现：应允的奖励标记兑换方法，一定要坚持实现，也不能为迁就个别人、个别情况而随意变动，以此来促进坚定的趋向行为动机。

5. 放松训练（relaxation training） 又称松弛训练。它是按一定的练习程序，学习有意识地控制或调节自身的心理生理活动，以达到降低机体唤醒水平，调整因紧张刺激而紊乱了的功能。古今中外属于此类的方法很多，其共同特点是松、静、自然。主要的方法如下：

（1）渐进性放松（progressive relaxation）：又称渐进性的肌肉松弛疗法。这是美国生理学家杰伯逊于 20 世纪 20 年代根据在有意识松弛肌肉的同时，情绪亦感轻松的心身整体反应现象而创立的一种通过对肌肉反复的紧-松循环练习，促进肌肉放松和大脑皮层唤醒水平下降的一种放松方法。

具体措施：采取舒适的坐位或卧位，按躯体从上到下的顺序，渐次对各部位的肌肉先收缩 5～10 秒，同时深吸气和体验紧张的感觉；再迅速地完全松弛 30～40 秒，同时深呼气和体验松弛的感觉。如此反复进行，也可只进行某一部位或是全身肌肉一致的紧松练习。练习时间从几分钟到 20 分钟，可根据训练肌群的范围灵活运用。本疗法无禁忌证，老少皆宜，已广泛应用。

（2）自主训练（autogenic training）：也称自律、自生、自发训练。它是德国脑生理学家格特 1890 年根据自我暗示可以得到类似催眠的放松效果而提出的。后经德国舒尔茨于 1905 年确立，加拿大卢兹于 1969 年修订，现已广泛应用。

自主训练有 6 种标准程式，即沉重感（伴随肌肉放松）、温暖感（伴随血管扩张）、缓慢地呼吸、心脏慢而有规律的跳动、腹部温暖感和额部清凉舒适感。训练时在指导语的暗示下，缓慢地呼吸，由头到足的逐部位体验沉重、温暖的感觉，即可达到全身放松。也可根据病情选做某一部位及某一程序，如对高血压患者加前额清凉感训练；对心动过速者加心脏训练；胃肠不适者可加腹部温暖感训练（溃疡病活动期例外）。

6. 生物反馈疗法 是人借助于仪器，认识自身在一般情况下不能被感知的微弱的生理信息变化，并学会有意识地调节控制的一种治疗。简言之，是通过学习来改变自己的内脏反应。

生物反馈作为一种心理生理的自我调节技术，现已得到广泛的应用。它是学习理论、信息论、控制论与电子技术相结合的成果，由美国米勒根据动物实验结果创立。

目前利用生物反馈仪，通过认识、塑造、强化、条件反射等过程，人们可以有意识地控制自身的心率、血压、皮肤温度、胃肠蠕动、脑电波、肌肉活动、情绪紧张、汗腺的分泌等，几乎包括所有的身体功能活动，来达到防病治病的目的。生物反馈治疗作用可分为两大类：

（1）减低生理活动：主要用于预防和治疗由于应激所引起的病变。如治疗心身疾病、情绪障碍、行为障碍等。在生物反馈的同时可结合应用放松训练、呼吸训练、自我暗示、想象技术等。

（2）增强生理活动：主要用于神经肌肉的训练与新行为的建立。如治疗中风偏瘫、肢体再植、性功能障碍等。治疗时先结合放松训练，使情绪稳定和增强对自身内部信息的敏感性，再配合想象技术、作业疗法、物理治疗以及应激刺激等多种技术。

生物反馈是一种非药物治疗手段，它对医患双方都是个挑战。病人要改变过去被动治疗，而变为主动积极地学习矫治自己的疾病。在治疗中，反馈仪是学习的工具，医生是教练的角色。医生不仅要会使用仪器，还要帮助病人学会自身调节，不仅在诊室中，在紧张的现实生活中也能保持治疗效果。

三、以人为中心疗法

以人为中心疗法（client - centered psychotherapy）是美国的心理治疗家罗杰斯所创建的一种心理疗法，是人本主义疗法的代表。人本主义疗法是现代心理治疗中的“第三种势力”。

（一）以人为中心治疗的特点

1. 以人为中心　与精神分析和行为治疗不同，该法不是先靠探究无意识领域或改变反应形式来纠正不正常的行为，而是动员患者内在的自我实现潜力，使病人有能力进行合理的选择和治疗他们自己。治疗者的责任是创造一种良好的气氛，使病人感到温暖，不受压抑，得到充分的理解。治疗者这种真诚和接纳的态度，会促使病人重新评价自己周围的事物，并按照新的认识来调整自己和适应生活。

2. 把心理治疗看成是一个转变过程　心理治疗主要是调整自我结构和功能的过程。治疗者如同一个伙伴，就像可以接受的改变了的自我，帮助病人消除不理解和困惑，产生一种新的体验方式，而放弃旧的自我形象。心理治疗实质上是自我的学习过程。如果不能建立适当的医患关系，这种学习过程就不会产生。因此，可以把心理治疗看做是“通过人际关系来改变人的行为”。研究证实，许多治疗成效取决于治疗者的态度，而不是他的知识、理论和技巧。通过以病人为中心所建立起来的新型人际关系，使病人体验到自我的价值并学会如何与他人交往而达到治疗的目标。

3. 非指令性治疗的技巧　与一般的指令性心理治疗比较，罗杰斯反对操纵和支配病人，很少提出问题，避免代替病人作出决定，而且从来不给什么回答，在任何时候都应让病人确定讨论的问题，不提出需要矫正的问题，也不要求病人执行推荐的活动。若干临床实践证实，这是一种很好的办法，它能强化病人的言语表达，激发病人的情感，使病人进一步暴露自己，并随之产生批判性的自我知觉。

（二）以人为中心治疗的过程

罗杰斯将治疗的全过程分为 7 个连续的阶段，用它做尺度，检验治疗过程的进展情况。

第 1 阶段：病人已形成了对自身和外界的固定看法，对内心的直接体验十分生疏，以致完全觉察不到，没有任何改变和进步的愿望，对存在的问题缺乏认识。

第 2 阶段：病人能够对与己无关的问题发表意见，有时把感情说成是不属于自己或是过去的事情。但个人的想法刻板不变，认为这就是事实。

第 3 阶段：病人感到已被治疗者完全接受，逐渐消除顾虑，更自由地谈到自己，甚至谈论与己有关的体验。更多的是谈到并非当前的感情和意图，体验被说成是过去的或与自己相距甚远。

第 4 阶段：感受开始被说成是当前发生的事，体验已不再那样遥远，有时稍微延迟就会出现。此时可以对体验作出解释，对体验是否正确开始产生疑问，并初步认识到自己对问题负有责任，并对朦胧察觉到或偶尔泄露出来的情感体验感到震惊和惶惑。

第 5 阶段：病人在医患关系中感到安全，对内心活动的发现已不再那样震惊。当事人已能够自由地表达当时的感情。病人认识到他真实的体验和自我概念不一致，并开始意识到他的自我应作调整以适应现实。

第 6 阶段：这是转变的关键阶段，而且具有特色，往往是戏剧性的。病人把过去的体验接受下来，成为当前的体验，往往被这种体验所打动。经常伴有生理上的变化，例如叹气、流泪、肌肉松弛。此时不再把自我当成客体，自我就是体验本身，是一个正在变化的过程。被病人奉为生活指南的原则，在直接的体验中开始动摇。病人因而产生一种失落感，心灵受到震撼。

第 7 阶段：是治疗的趋势和最终目标。至此，病人对感情可以作直接的、充分的体验，不再感到是一种威胁，对自己采取了接纳的态度，相信自己的感情，比单纯从理智方面考虑更为明智。他变得和谐一致，体验在意识中和交往中的象征呈现协调，从而保证了这种一致性。

四、其他疗法

（一）催眠疗法

1. 催眠疗法的历史发展　催眠疗法（hypnosis）是应用一定的催眠技术使人进入催眠状态，并用积极的暗示控制患者的心身状态和行为，以解除和治愈患者躯体疾病和心理疾病的一种心理治疗方法。

最早对催眠术进行较系统研究的是 18 世纪的维也纳医生麦斯麦。他把催眠状态看做是一种动物磁性感应现象，而把使人进入催眠状态的技术称之为“动物磁气术”或“磁通术”。现代催眠术的真正创始人是英国的外科医生布雷德。他不仅在 1843 年发表《神经睡眠的理论基础》，提出了神经催眠术（hypnotism）一词，而且重新评价了“麦斯麦术”，提出了催眠是神经疲劳的结果，又是暗示的心理作用。

2. 催眠疗法的理论基础　催眠疗法的心理基础是暗示作用。暗示是用含蓄的、间接的方式，对别人的心理和行为产生影响的过程。其作用往往会使别人不自觉地按照一定的方式行动，或者不加批判地接受一定的意见和信念。可以说，暗示是操纵潜意识的最佳途径之一。在催眠状态下，大脑皮层处于抑制状态，过去的经验被抑制，失去了对新刺激的鉴别批判力。因此，在催眠状态下，新刺激具有极大的征服力，患者处于明显被支配的地位，遗忘的经验可能再现，压抑的情感可获释放，流露的想法较真实。医生的言语、刺激、安慰、保证、疏导具有不可抗拒的力量，从而获得积极的治疗效果。

3. 催眠疗法的主要适应证　神经症、心身疾病、人格障碍、性变异、戒烟酒、开发智力以及防治考试紧张等。

4. 催眠的分类　按手段可分为语言及非语言（如声响、触摸、药物）催眠；按程度可分为深、中、浅度催眠；按对象可分为自我与他人催眠；按人数可分为个别与集体催眠等。

5. 催眠易感性的测定　主要有鼻嗅法、触手法、口渴法、导热法、记忆法、后倒法、摆锤法、幻想法以及卡片法等。

6. 催眠诱导技术　主要有凝视法（光亮法、吸引法以及补色法）、倾听法、抚摩法、观念运动法（食指紧贴法、双手并拢法、身体摇摆法）以及自我催眠法等。

7. 催眠过程的实施　主要应用直接暗示、引发想象、催眠分析、年龄回归以及催眠的暗示等方法。

（二）认知疗法

认知疗法（cognitive therapy）是根据认知过程影响情感和行为的理论假设，通过认知和行为技术来改变病人不良认知的一类心理治疗方法的总称。

1. 认知疗法的历史与现状　认知疗法是20世纪60—70年代在美国心理治疗领域中发展起来的一种新的理论和技术。这种改变人的认知观念和思想疗法，最早起源于古希腊哲学家苏格拉底的辩证法。这种方法也常被人称为“产婆术”，即由病人说出自己的观点，并依照这种观点进一步推理，最后引出矛盾和谬误，从而使其认识到先前思想不合理的地方，并由其加以改变。20世纪，另一名哲学家维特根斯坦（L. Wittgnehstein）提出了语言分析哲学，目的就是要改变当时哲学领域中语词不清、概念混乱的局面。实际上，这是一种更为严密的揭示并纠正错误认知的方法。自从心理学从哲学范畴中独立出来，心理学的理论也有了飞速的发展，先后经历了精神分析和行为主义心理学占统治地位的时期。而到了20世纪60—70年代，人本主义心理学、认知心理学则不断兴起而发展为新的势力。认知疗法作为一种系统的心理治疗的理论和技术，正是在这种背景下发展起来的。

2. 认知疗法的理论基础　认知疗法学家认为，行为和情绪的产生有赖于个体对情景所作出的评价，并认为这些评价受个体的信念、假设、思维方式等认知因素的影响。与精神分析和行为主义理论不同，认知理论提出了S-C-R公式，认为在刺激S和反应R之间存在着意识、经验等因素，称之为C（consciousness）。这一公式中的S不再指简单的外部刺激物，而扩大整个现实世界中可以起刺激作用的成分，如事件、情境、人际关系，以及自己的行为等等。

认知理论不仅把知觉过程看成是意识的，也把情绪看成是一种意识现象，认为情绪是大脑把生理变化和对事件的知觉加以整合后产生的心理体验。情绪产生的过程中包含生理反应的同时也包含着认知评价因素。

除知觉与情绪外，认知理论也把动机置于意识范畴加以研究，认为它与个体行为的目的紧密相连。在意识的支配下，动机、知觉（包括思维）及情绪形成一个个体行为的有机整体。因此，认知治疗家认为，知觉由于某种原因得不到充分的信息，或对感觉做出错误的评价与解释时，都会对知觉的准确性或范围产生影响，使知觉受到限制或歪曲，从而导致适应不良的情绪和行为。那么，要想改变不良的情绪和行为就必须首先对原来的认知过程，以及这一过程中产生的错误的认知观念加以改变，这是认知疗法的核心。

3. 认知治疗的基本过程与技术　认知治疗的种类目前有许多种，各有不同的侧重点，但各个具体的治疗过程有许多相似的地方。

(1) 建立治疗关系：在认知治疗中，要求治疗者和患者一开始就要形成密切合作的关系，并努力把这种关系贯穿于整个治疗过程。在这种关系中，治疗者扮演着诊断者和教育者的双重角色，患者则是一个主动再学习的过程。

（2）确定治疗的目标：认知治疗的根本目标是要发现并纠正错误观念及其赖以形成的认知过程，使之改变到正确的认知方式上来。上述目标还可以分解为更为具体的目标。例如可以首先针对那些处于边缘和表层的错误观念，在此基础上，挖掘改变那些深层次的错误观念。对于所制订的各种目标，治疗者和患者之间应保持一致。

（3）确定问题，提问和自我审查技术：治疗者此阶段的任务是把患者引入某个特定的问题范围内，要求患者集中注意那些具体的问题和可以观察到的事实并进行体验和反省，具体是通过提问和自我审查两种技术实现的。所谓提问，就是由治疗者提出某些特定的问题，把患者的注意力导向与他的情绪和行为密切相关的方面，从而使患者能够把他意识到和未意识到的经验联系起来加以比较，发现自己思维过程中不合理的地方，并能主动加以改变。所谓自我审查，就是鼓励患者说出他对自己的看法，并对自己的这些看法进行细致的体验和反省，此时患者常能发现自己的认知过程是不合逻辑的。一旦认识到这一点，他也就有可能从这种不合理的认知框架中摆脱出来。

（4）检验表层错误观念，建议、演示和模仿：所谓表层错误观念或边缘性错误观念，是指患者对自己不适当行为的一种直接、具体的解释。例如一个抑郁症患者可能把自己的退缩行为解释为没有能力去做某件事，一个有强迫洗手行为的患者可能把自己的行为解释成对细菌或对其他脏东西的恐惧。对于这些错误观念，可以用以下有关技术：可以建议患者进行某一项活动，这个活动与他自己对问题的解释有关。例如让强迫洗手的患者进入一种现实的或想象的情境，使他能够对其错误的观念进行观察。例如用心理剧的方式，通过观察体验“角色”，使他能够更为客观地看待自己的问题。此外还可以用模仿，即让患者先观察一个模特完成某种活动，然后要求患者通过想象或模仿来完成同样的活动。

（5）纠正核心错误观念，语义分析技术：深层错误观念往往表现为一些抽象的与自我概念有关的命题，比如“我毫无价值”等。它们并不对具体的事件和行为，也难以通过具体的情景加以检验，这就需要使用一些逻辑水平更高、更抽象的技术进行纠正，例如语义分析技术。要使一个包含“我”的句子有意义，必须做到以下两点：首先，要把主语位置上的“我”换成与“我”有关的更为具体的事件和行为；其次，表语位置上的词必须能够根据一定的标准进行评价。通过这种语义分析和转换，患者就有可能学会依据较为客观的标准来看待自己的问题，使他认识到他只是在某些特定的行为上确实有一些问题，但除此之外其他方面则可能是与常人一样的。

（6）认知的进一步改变，行为矫正技术：认知理论认为，认知过程决定着行为的产生，同时行为的改变也可以引起认知的改变。认知和行为的这种相互作用关系在患者身上常常表现为一种恶性循环，即错误的认知观念导致不适应的情绪和行为，而这些情绪和行为也反过来影响认知过程，给原有的认知观念提供证据，使之更为巩固和隐蔽。因此，在认知治疗中，治疗者常常通过行为矫正技术来改变不合理的认知观念，只要患者有任何积极的表现，治疗者马上给予强化，并督促其反省获得强化后的情绪体验。这样，就可能使患者获得愉快的情绪，并可能做出更多的主动性行为。

（7）新观念的巩固，认知复习：所谓认知复习，就是以布置家庭作业的方式给患者提出某些相应的任务，这实际上是前面几个治疗过程在实际生活情境中的进一步延伸。例如可以让患者在实际情绪中继续应用演示或模仿的方法来检验并纠正错误观念，或教会患者语义分析技术，继续注意自己的活动和反应，并及时记录下来，不断加以评估和反省。这就使患者在现实生活的情境中有更多的机会来巩固那些刚刚建立起来的认知过程和正确的认知观念，进一步学习使用新的思维方式和正常的情绪行为反应。只有当患者在实际生活中能够做到完全依靠自己来调节认知、情绪和行为时，治疗才算达到目的。

（三）集体心理治疗

集体心理治疗（group therapy）又称团体心理治疗，是一种行之有效的心理治疗方法。它已逐步在心理治疗领域中确立了地位，并成为心理治疗的一种新的发展趋势。

集体心理治疗，是相对于个别心理治疗而言，指的是由 1～2 位治疗者主持的、以集体为对象的心理治疗。治疗者运用各种技术并利用集体成员间的相互影响，以达到消除患者或来访者的症状并改善其人格与行为的目的。

1. 集体心理治疗的发展　集体心理治疗的发展主要依靠欧美的两位倡导人。

普拉特是人们公认的集体心理治疗之父。在 20 世纪初，患了肺结核的病人没有特效药，终生带病而且会传染，被社会人士所惧怕与回避。因此患病而长年住院的病人意志消沉，心情抑郁。1905 年在美国波士顿行医的内科医师普拉特眼见此情况，就召集住院的肺结核病人数十人，每周给他们讲解有关肺结核的常识和治疗与疗养的方法，鼓励、激发病人康复的信心，并且组织大家讨论，还把班中取得明显进步的病人选作“明星”。普拉特的做法引起强烈反响，病人纷纷报告在班中受益匪浅。1919 年，精神科医师兼传教牧师马什将普拉特的做法用于住院的精神病患者，定期召集病人上课，讨论他们所关心的病情。马什还召集医院的医师、护士、社会工作者及助理人员，以群体的方式共同讨论病人的护理问题，试图改良精神病院的日常活动，改变治疗环境，可以说是环境治疗的先驱。第二次世界大战后，面对一大批饱受战争创伤的士兵，数量有限的精神病学家、心理学家已无法满足社会需要，更何况一对一的个别治疗所需的费用也非一般士兵所能支付，因此，集体心理治疗作为一种经济、简捷和高效率治疗手段被用于对战后患精神病或心理障碍的士兵的治疗。

20 世纪 60 年代，对集体心理治疗产生重大影响的是罗杰斯所推进的以“交友集体”为标志的人类潜能运动。由于罗杰斯的大力提倡，“敏感性训练小组”、“任务定向小组”、“创造力工作坊”、“功能发展小组”、“团队建设小组”、“感知小组”、“基础交友小组”等交友集体迅速在美国的大专院校、政府机关、工厂等发展起来。虽然交友集体后来因演变成一种群体运动而在 20 世纪 70 年代后渐渐偏离其最初的轨道，但在 20 世纪 60 年代，它的发展引起人们对精神健康问题的关注。20 世纪 70 年代以来，认知-行为疗法在集体心理咨询与治疗中产生越来越重要的作用。20 世纪 80 年代末以来，霍姆斯、赫克尔和戈登等人在美国的南科罗拉多地区就青春期集体心理咨询与治疗进行了大量的临床实践与研究，在对门诊或住院青少年人进行集体治疗的基础上，发展了一套包括对正常青少年进行咨询与治疗的方法。在他们看来，青春期集体心理治疗为青少年提供了一种社会能力的模式。这个模式不仅适用于行为或心理方面有问题的青少年，也适用于正常青少年。对于后者，集体咨询与治疗可以促进他们的成长和适应。

2. 集体心理治疗的基本过程　集体心理治疗以聚会的方式出现，可每周一次，每次时间 1.5～2 小时，治疗次数可视患者的问题和具体情况而定，一般 6～10 次。在治疗期间，集体成员就大家所共同关心的问题进行讨论，观察和分析有关自己和他人的心理与行为反应、情感体验和人际关系，从而使自己的行为得以改善。集体心理治疗的主要特色在于随着时间的进展，集体成员自然形成一种亲近、合作、相互帮助、相互支持的集体关系和气氛。这种关系为每一位患者都提供了一种与集体其他成员相互作用的机会，使他们尝试以另一种角度来面对生活，通过观察别人的问题而对自己的问题有更深刻的认识，并在别人的帮助下解决自己的问题，这一点在个别心理治疗中是难以做到的。

（1）集体成员的选择：选择适宜的治疗对象是集体心理治疗的一项重要工作。实际上，这一工作在正式治疗开始之前就进行了。治疗者对集体成员的选择，一方面是根据自己所持的理论和将要组成的集体的性质来进行，另外也有一些多数集体治疗所共有的选择原则，如参加者应有谋求得到别人帮助的愿望，希望向他人倾诉自己的问题，并具有基本的与别人相处的能力，同时在身体状况上也适合加入集体。

（2）集体的同质性与异质性：这是一个经常争论的问题。主张同质性集体的人所依据的是“团体凝聚力理论”，他们认为选择各方面有相同或相似特点的人参加治疗，容易形成集体的凝聚力和协调性。主张异质性集体的人所依据的是“社会缩影理论”，他们认为治疗集体作为现实和社会的缩影，其问题的复杂性越高，差别性越大，集体也就越能反映患者的实际生活情境，他们才有充分的机会学习和改变。在确定集体是同质性还是异质性的同时，对集体组合的各种因素可以有不同的处理。例如在年龄、社会成熟度、主要问题等方面，选择同质性的成员较合适；而在成员性别、生活环境、职业背景等方面，选择异质性的成员则较合适。

（3）集体的封闭性与连续性：治疗集体包括封闭式和连续式两种。在封闭式集体中，成员一旦确定下来就不再更换，除非有特殊情况。而连续性集体中的成员则可以是随时变化的，每有一位成员离开后，可以再补充一位新的成员参加。

封闭式集体的主要优点在于可以不断地积累资料，整个集体因流动量少而显得稳定可靠；而连续性集体的优点在于一位新成员往往会重新激起集体内的竞争意识，使整个集体显得较有活力，而且由于原来的成员已经获得了许多积极的集体经验，新成员在他们的帮助下往往会迅速地成长和发展。

（4）四个治疗基本阶段：虽然各种集体治疗方法所依据的理论不同，对具体的治疗过程和所使用的技术也难以有一致性的描述，但从总体上看，多数集体治疗工作都必须经历以下四个阶段。

1）治疗准备阶段：这一阶段主要是治疗前的准备工作。治疗者根据自己所持的理论确定集体治疗的性质和目的，选择适合参加集体治疗的对象。对于个别成员可以先进行几次个体治疗，对其问题做到心中有数。

2）关系形成阶段：这一阶段的工作从集体的第一次聚会开始，治疗者的主要任务是让各个成员对彼此的情况有所了解，努力促使大家形成一种适合集体工作发展的关系和气氛，同时使他们对集体的结构和性质有一定的认识。

3）治疗阶段：这一阶段的工作是整个集体治疗的重心。在此阶段，各个成员通过集体获取其他成员所提供的接受、支持、希望，以及各种有关信息和资料，发现和体验到自己与他人的相同点；在互助的气氛中去帮助别人，通过与其他成员的相互反馈来进行彼此的仿效与学习。同时，他更可以获得感情上的净化，能够有机会彻底处理自己人生的一些创伤，加上实际经验和享受到集体各成员之间的凝聚力，他就会在这种互助的过程中取得治疗效果。

4）结束阶段：在集体治疗即将结束时，治疗者要和集体成员一起总结集体的工作，组织讨论，通过集体治疗后每位患者都有哪些收获，原来不适的情绪或行为反应有哪些改善，人际交往的能力是否有提高，还存在哪些未解决的问题，以及如何在实际生活中加以改变等问题。这种总结式的讨论往往能强化患者在治疗中所获得的积极的集体经验，并帮助他们在治疗后能够更好地适应现实生活。

第四节　心理治疗的原则与要求

一、治疗关系的建立

一个成功的心理治疗者应具备与他人建立密切联系的能力。心理治疗工作者是在人际关系或交互作用的背景下进行的，这一关系是治疗的起点和终点。虽然心理治疗需要适当的技术和策略，但总的看来，心理治疗的技巧涉及适应性、对他人的尊重、感情移入敏感以及倾听能力等。一句话，即建立和保持良好的人际关系的能力。

心理治疗与病人之间的关系并不等于一般的友谊关系。其主要特点为：

1. 单向性　在治疗关系中，一方是治疗者，另一方是病人、求助者。在这种关系中所关注的是病人的问题，而不是治疗者的问题。治疗关系一旦建立，它就是单向性的，一切为了病人的利益，它不同于友谊的双向互利关系。

2. 系统性　心理治疗有着明确的目的和对象。治疗者要采取一系列有计划、明确、针对性强的措施帮助病人解决问题，增进自我理解、改善行为以及更有效的适应与应对环境。

3. 正式性　治疗者的目的和职责就是给病人提供帮助。这种关系既非儿戏，也不是为了寻开心。它是正式建立的关系，一切活动均不能超出这种关系约定的目标与范围。

二、心理治疗的原则

不论进行何种心理治疗，治疗者均应遵守以下的原则：

1. 信任原则　这是心理治疗的一个重要条件。患者对医生要有信任感，在此基础上，患者才能不断地接受医生提供的各种信息，逐步建立治疗动机，并能无保留地吐露个人心理问题的细节，为医生的准确诊断及设计、修正治疗方案提供可靠的依据，同时医生向患者提出的各种治疗要求也能得到遵守和认真执行。另一方面，也要求医生自始至终对患者保持尊重、同情、关心、支持的态度，与病人保持密切联系，积极主动地与其建立相互信赖的人际关系。在心理治疗过程中，建立良好的医患关系，其主要责任在医生方面，这是检验一个心理治疗医生是否称职的重要条件。

2. 保密原则　心理治疗往往涉及病人的各种隐私。为保证材料的真实，保证病人得到正确、及时的指导，同时也为了维护心理治疗本身的声誉及权威性，必须在心理治疗工作中坚持保密原则。医生不得将病人的具体材料公布于众，即使在学术交流中不得不详细介绍病人的材料时，也应隐去其真实姓名。

3. 计划原则　实施某种心理治疗之前，应根据详细收集到的有关病人的具体资料，事先设计治疗程序，包括手段、时间、作业、疗程、目标等，并预测治疗中可能出现的变化及准备采取的对策。在治疗过程中，应详细记录各种变化，形成完整的病案资料。

4. 针对性原则　虽然许多心理治疗的方法适用范围不像某些药物和手术治疗那么严格，但也有一定的适应证，特别是行为疗法。因此在决定是否采用心理治疗及选择采用何种方法时，应根据患者存在的具体问题以及医生本人的熟练程度、设备条件等，有针对性地选择一种或几种方法。针对性是取得疗效的必要保证。

5. 综合原则　人类疾病是各种生物、心理与社会因素相互作用的结果，因而在决定对某一疾病采用某一治疗方法的同时，要综合考虑利用其他各种可利用的方法和手段。例如对高血压、癌症等疾病进行心理或行为治疗时，应不排除给予一定的药物或理疗。此外，各种心理治疗方法的综合使用，也有利于取得良好的疗效。

6. 灵活原则　从某种现象上说，心理现象比生物现象更具复杂性。病人的心理活动受多种内、外因素的影响，不但不同病人之间的心理活动存在很大差异，同一病人在不同阶段的心理变化规律也往往难以预测。所以在心理治疗过程中，医生应密切注意病人的心身变化过程，不放过任何一条新的线索，随时准备根据新的需要变更治疗程序。此外，也要注意各种社会文化和自然环境对治疗过程的影响，包括文化传统、风俗习惯、道德观念、文化程度、经济地位等。

7. “中立”原则　心理治疗的目的是要帮助病人自我成长，心理治疗师不是“救世主”，因此在心理治疗过程中，不能替病人做任何选择，而应保持某种程度的“中立”。例如当遇到来访者询问：“我该与谁结婚?”“我应该离婚吗?”等问题时，要让来访者自己作出决定。

8. 回避原则　心理治疗中往往要涉及个人的隐私，交谈是十分深入的。因此不宜在熟人之间做此项工作。亲人与熟人均应在治疗中回避。

三、心理治疗对治疗师的要求

1. 要有一颗帮助别人的心　要真诚地理解病人，做到通情或共情，平等而不是鄙视，也不是板起面孔。仅仅想自己做个好人，而不愿意伸出援助之手的人，最好不做此项工作。

2. 要有敏锐的观察力　心理治疗师要善于“察言观色”、“听话听音”、“善解人意”，这些能力的培养十分重要。

3. 要有丰富的生活经验和知识　一个资深的心理治疗师，应了解社会各层各界人士的生活与工作。要有较宽的知识面，应该不仅懂得医学、心理学，还应懂得社会学、人类学等，才有可能与来访者找到较多的“共同语言”。

4. 要具备乐观的生活态度　来访者大多数由于生活中的问题，情绪比较低落。如果治疗师也是一个悲观观念很重的人，则难以使病人积极乐观起来，反而会起到“推波助澜”的作用。

5. 要遵守职业道德　要有高尚的医德，尊重病人的隐私，尊重异性病人，要严格遵守一切心理治疗中的道德规范。

第五节　临床心理咨询

一、临床心理咨询概述

咨询（consultation）即商量、征求意见的磋商行为。心理咨询（psychological counseling）是给来询者以心理上的指导和帮助的过程。通过心理咨询，心理学家能够帮助来询者解决心理上的疑难问题，解脱心理上的苦恼，改善人际关系，提高应对各种事物的能力，从而促进主动调节与适应环境的能力，促进身心健康的发展。

（一）临床心理咨询的意义

1. 是解决紧张应激压力的主要手段。随着社会进步和科技发展，人们的物质生活和精神生活日益丰富，人们对自身的心身健康也日趋重视，稍有不适，即希望得到诊治。同时，人的社会化程度越高，人际交往越频繁，社会生活节奏越快，改革创新给人们在心理上造成的纠葛也越复杂，在心身和社会活动方面增添的负荷也越繁重，从而导致紧张、焦虑、抑郁，进一步发展则出现精神障碍、心身障碍和行为偏离。在社会成员中存在着许多亟待解决的心理困扰和冲突，使临床心理咨询应运而生而且不断发展。

2. 是防治心身疾病，促进健康长寿的有效方法。心身疾病是指以心理因素为重要原因的躯体疾病，有些已成为影响人类健康的大敌。运用心理咨询的方法，将有助于认识和改善心身疾病的心理社会因素，促进人们的健康长寿。

3. 是心理卫生知识传播的重要途径。许多来询者的问题实际上是一个心理卫生知识的问题。通过心理咨询，可以介绍不同年龄期的心理卫生知识以及解决缺陷、弱智儿童的智力开发和心理卫生等问题。

（二）心理咨询的方式

1. 门诊心理咨询　在综合医院、精神卫生中心和卫生保健部门均可设置心理咨询门诊，接待来访者。这种形式与来访者直接见面，能进行面对面的对话，故咨询较深入，效果较好。

2. 信函心理咨询　多为外地要求心理咨询者，或本地要求咨询者出于暂时保密或试探心理以信函开路。通过这种形式，只能初步了解情况，对咨询者进行安抚和稳定情绪，却无法面对面地深入磋商，故最终还是会来门诊咨询。

3. 电话心理咨询　多为处于急性情绪危象，濒于精神崩溃或企图自杀的人，拨专用电话向心理咨询门诊告急、诉苦和求援。在某些发达国家，这种电话心理咨询往往专业化，成为热线中心，24 小时均有人值班。接到电话呼救后，立即派出人员赶至当事人家中，处理急性情绪危象，安定情绪，制止自杀。对一些不愿面谈和怕暴露身份的人，通过电话咨询也比较方便。目前，国内许多城市都已设立了一些热线电话为咨询者服务。

4. 专题心理咨询　针对公众关心的心理问题，在报刊、杂志、电台、电视台进行专题讨论和答疑。国内有些报刊已经开辟了心理咨询专栏，系列讨论和回答群众质疑。这种形式具有心理卫生宣传性质。

5. 互联网心理咨询　通过互联网心理咨询可以突破地域的限制，还可以凭借行之有效的软件程序进行心理问题的评估与测量，同时将心理咨询过程全程记录，以便深入分析求助者的问题以及进行案例讨论等。

二、心理咨询的手段与内容

（一）心理咨询的手段

中医学中有“痛者不通，通者不痛”之说，意指身体不适是出于人体气血淤积不畅，阻碍了正常活动而致痛。通过理气与药物治疗，气血络通则不再受痛。在心理咨询中，也同样存在着这种“痛”与“通”的关系。

心理咨询中的“痛”可以表现为因种种在生活中遇到的矛盾和压力所造成的精神烦恼、心理紊乱、情绪障碍、人格变态与神经症等精神疾患。心理咨询中的“通”表现为精神烦恼的缓解与变态行为的矫正。化“痛”为“通”的心理咨询手段主要有以下几个：

1. 宣泄　指来询者将其郁积已久的情绪烦恼与变态行为倾诉给咨询人员的过程。这是一种发泄痛苦的形式，可给人以极大的精神解脱，使人感到由衷的舒畅。因此，宣泄是咨询人员了解来询者的心理不适和精神障碍的重要途径，它可增进咨询人员对来询者的理解及后者对前者的尊重，使二者建立起有效的感情沟通途径。

2. 领悟　指来询者在咨询人员的帮助下，全面深刻地认识其心理不适与情绪障碍的过程。它常伴有深刻的认识飞跃，使来询者得以积极地协调自我与环境的关系，改变某些偏见与消极的行为方式，防止和减弱不良情绪对心身的危害。因此，领悟是来询者克服心理不适与障碍的关键。

3. 强化自我控制　在心理咨询中，任何形式的“痛”都是自我控制不力的表现。强化自我控制可使来询者解除某种不良情绪状态与行为方式对自我的禁锢，协调个人与环境的关系，从而获得内心的和谐。这样，就可以消除其自我意识中的混乱与偏差，进而有效地控制心理失常及变态行为的发展。强化自我控制在很大程度上依赖于宣泄与领悟的进展，是后两者进展的必然结果。

4. 增强自信心　是心理“通”的最高表现。它能使来询者在战胜恶劣心境、摆脱情绪不良的基础上，积极面对生活矛盾，调节自我与环境的不协调，以乐观的态度对待人生。它还能使来询者重建合理的情感结构，保持良好的心境，以更有效地应付生活中的忧愁、烦恼。最后，它还能使人不断地走向心理成熟。因此，增强自信心是心理咨询的最重要的目标。

（二）不同对象的临床心理咨询

1. 儿童少年咨询　综合医院的心理咨询门诊中，儿童少年咨询所占的比例并不太高，广州铁路中心医院 1994 年所报告的 1 800 个病例中，小于 16 岁的 90 例，仅占来询者总数的 5%。在 11 大类咨询原因中，最多的是行为改变，其次依次为成绩下降、身体不适、幻觉与妄想、性格改变、交际困难等。其原因分析主要为学习压力过大、教育不当、环境改变、家庭矛盾等。

2. 青年咨询　综合医院的心理咨询门诊中，青年来询者的比例是最高的。在中山大学中山医学院（原中山医科大学）报告的 1 000 例病例分析中，16～35 岁的青年来询者共 769 例，占 76.9%。在就诊的原因中，神经症占的比例最高，约占 73.5%，其次为精神病、心身疾病、性问题、躯体疾病等。

在就诊的青年中，以 19～21 岁为高峰期，这与此阶段的高中生活、高考、初入大学等社会事件有关。心理社会刺激多，因而心理疾病增多。

3. 中年人咨询　在中山大学中山医学院附属三院从 1980 年 1 月到 1988 年 12 月期间 2 412名来询者中，36～59 岁的中年来询者共 451 名，占 18.7%，且女性多于男性。中年来询者以神经症为多，其中焦虑症多居首位，占中年来询者总数的近一半。重性精神病、心身疾病、各种躯体疾病所致心理问题、性变态与性功能障碍、气功偏差等依次为相关的来访问题。中年来询者明确病情后，经多种方法的干预后，可取得较好的效果。

4. 老年人咨询　老年来询者在综合医院的心理咨询门诊中所占的比例是最小的。中山大学中山医学院从 1986—1988 年的统计表明，老年来询者仅占 1.65%。老年来询者的咨询原因可以是心理方面的，也常见有躯体方面的。心理方面的诉说主要见于情绪变化、睡眠障碍、幻觉、妄想、行为变异、智能缺损、性格改变等。在老年来询者中，大多数为老年早期，且多为干部，知识水平较高，多来自城市。这说明老年早期，离退休的心理问题较多，而且亦说明老年人由于老年心理的特点及知识水平、居住条件等因素影响，除非有较严重的心身不适，否则一般不愿来医院咨询。

（三）心理咨询的基本过程

1. 问题探索阶段　这一阶段是初始阶段，主要应注意以下一些问题：

（1）建立良好的医患关系：良好的、信任的医患关系是心理咨询成功的关键因素。医生要满腔热情，同情和关心病人，还要有精湛的技术和高尚的医德作风。多用倾听技巧是十分必要的。

（2）收集资料：进一步了解与核实病史，尤其是患者的心理社会背景，查清问题的来龙去脉，评定症状的严重程度。

（3）巩固求助动机：树立患者对心理咨询的信心、巩固渴望心理治疗的帮助的动机，是心理咨询成功的关键。治疗师应对心理咨询的目的、意义、方法与效果进行适当的解释，并运用成功的病例以鼓舞病人的信心。

2. 分析认识阶段　任何心理咨询都需要确定治疗目标，并制订计划和策略以达到治疗目标。要做到这一点，必须详尽地掌握可靠的材料，经过分析比较，找出关键问题。为了帮助病人分析和认识问题，常用的方法有询问、提出问题要求病人自我解释、对病人的诉说进行准确的有重点的复述、提醒患者注意可能有关但被忽略的成分等。治疗的目标要协商确定，借此可以调动患者的积极性。

3. 治疗行动阶段　这一阶段是心理咨询中对患者最有影响的环节。在这一阶段，治疗师根据诊断和方案，以一种或数种治疗理论为指导，通过分析、解释、指导、训练等方式来影响患者。患者通过积极参与这一活动，能理解、领悟、模仿、学习新的认识方式和行为方式，向目标方向取得积极的改变。

4. 结束巩固阶段　治疗行动阶段取得的疗效需继续巩固，要确定继续训练的目标，布置适当的任务或家庭作业，鼓励病人将已学得的经验或应对技巧不断付诸实践。如果患者的症状减轻，认知、情绪和行为有了一定的改善，患者和医生都认为咨询可以先告一段落，那么就可以终止咨询，对咨询的效果进行适当的评估，并对患者今后的生活进行适当的指导。

总之，我们把心理咨询作为一个解决问题的过程来看待。上述咨询阶段的划分符合一般的问题解决模式，它包含了发现问题、分析问题、提出假设、检验假设等过程要素。

第十章　病人的心理护理

学习目标

完成本章学习内容后，学生应能：

1. 掌握心理护理的概念和原则
2. 熟悉心理护理的主要程序及具体步骤
3. 了解临床常见心身疾病的心理特点和心理护理要点
4. 了解不同年龄阶段、不同疾病阶段心理护理要点
5. 了解临终病人的心理护理要点
6. 掌握心身疾病病人的心理护理原则和护理方法

心理护理是整体护理的核心内容，其核心是以护理对象为中心，为其提供生理、心理、社会、文化等全方位的整体护理。因此，护士学习并掌握心理护理的有关理论和应用技术是有效开展心理护理，实现现代护理模式的重要前提和关键所在。

第一节　心理护理概述

一、心理护理的概念

心理护理（mental nursing）是指在护理实践中，护士以心理学理论和技术为指导，以良好的人际关系为基础，积极影响和改变护理对象不良的心理状态和行为，促进疾病康复或维护健康的手段和方法。

心理护理概念可做广义和狭义之分。前者指护士不拘泥于具体形式、可积极影响病人心理活动的一切言谈举止；后者指护士主动运用心理学的理论和技能，按照程序、运用技巧，帮助病人达成最适宜身心状态的过程。

二、心理护理的实施形式

（一）个性化与共性化心理护理

1. 个性化心理护理　指目标较明确，针对性较强，解决病人特异性、个性化心理问题的心理护理。它要求护士准确地把握病人在疾病过程中表现出的明显危害其身心健康的不良心理状态，及时采取有效对策，迅速缓解其超强的心理压力。如针对心肌梗死病人的极度恐惧、创伤毁容病人的痛不欲生等突出的心理问题，须通过个性化心理护理，尽快解除病人的致命性心理负荷。

2. 共性化心理护理　指目标不太明确、针对性不太强、从满足病人需要的一般规律出发，解决病人同类性质或具有共同特征心理问题的心理护理。它要求护士善于归纳和掌握病

人心理的共性规律，运用各种规律提前干预某类病人尚未明确、随时可能发生的潜在心理问题及其严重心理失常。如“门诊、住院、手术病人的心理护理”等，均属此类心理护理。

病人心理问题的共性化和个性化具相对性，共性化问题含有个性化特征，个性化问题又具有共性化规律。如癌症病人有其心理反应的共性规律，相对于良性预后的其他疾病病人却有其独特性；相对于多数癌症病人，又有少数无法承受病痛而自杀的个案。特别需要指出的是，判断病人心理问题的特性，最关键环节是掌握其人格特征，体察其主观体验。

（二）有意识与无意识心理护理

这是根据护士心理护理意识的差异所做的分类。

1. 有意识心理护理　也可称“狭义的心理护理”，指护士自觉运用心理学的理论和技术，以预先设计好的语言和行为，实现对病人的心理调控、心理支持或心理健康教育的过程。如根据病人的特殊需要，运用心理学原理设计规范化指导语，可收到良好效果。

有意识心理护理需要科学理论体系和规范化操作模式作支撑，要求实施者接受专业培训，也是当前临床心理护理领域迫切需要解决的重点和难点。

2. 无意识心理护理　也可称“广义的心理护理”，指客观存在于护理过程的每个环节、随时可能积极影响病人心理状态的护士的一切言谈举止。无论护士能否主动意识到，它都可发挥心理护理的效应。护士良好的言谈举止，可向病人传递慰藉，使病人产生轻松愉快的情感体验，有助于病人保持较适宜的身心状态。正如有病人感叹：“护士的微笑，胜过一剂良药”。无意识心理护理要求护士经常、主动地自省，随时调控在病人面前的一切言谈举止，使之尽可能成为病人身心康复的催化剂。无论哪种形式的心理护理，其实施效应绝非以护士的主观意志为转移，护士对病人心理状态的影响，随时随地出自护士的角色行为模式，源于护士有意或无意的举手投足，若护士言行不能给病人心理以积极影响，就可能对病人心境造成消极影响。

三、心理护理的基本要素

心理护理的基本要素，是指影响心理护理的科学性、有效性的关键因素，主要包括护士、病人、心理学理论及技术、病人的心理问题四个成分。四个基本要素相互依存，彼此相扣，构成环状运转系统，其中任何环节的空缺，都可导致整个系统运转失灵（图 10-1）。

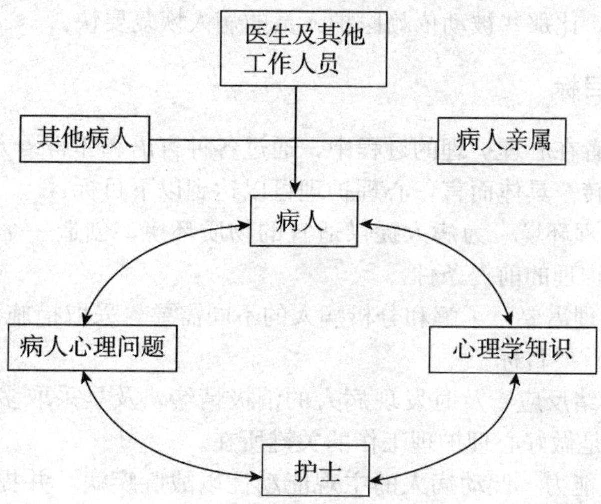

图 10-1　心理护理基本要素简图

尽管病人亲属、医生、医院其他工作人员及病人彼此间也可影响临床心理护理的实施效果，但其仅对心理护理运转具推动或干扰作用，并不直接决定其运转系统的启动，故均不属于基本要素范畴。心理护理的基本要素是指启动心理护理运转系统的四个前提条件。

四、心理护理的原则

1. 服务性原则　心理护理是医疗工作的一部分，因此它同医疗工作一样具有服务性。护士、护理员、医生和医院其他工作人员为病人提供各项服务，其热情、细致的态度，严谨的作风，精湛的技术都可以对病人起到心理安慰和支持的作用。可以说，在临床护理工作中，心理护理无处不在。

2. 主动性原则　心理护理是在心理护理的实施者与病人的交往过程中完成的。护理人员与病人建立良好的人际关系有利于医疗护理工作的顺利开展，对于维护医护人员和患者的心理健康都有非常重要的意义。通过交往，医护人员和患者可以交流感情，协调关系，减少病人的孤寂，满足其需要，帮助患者保持良好的心理状态。在交往中要遵循一般人际交往的原则，而护理人员应当承担主导作用。

3. 启迪性原则　在给病人进行心理护理的过程中，应当不断地应用医学、医学心理学以及其他相关学科的知识对病人进行宣传教育，给病人以启迪，消除病人对疾病的错误观念、错误认识，使病人对待疾病、对待治疗的态度由被动变为主动。

4. 针对性原则　心理护理没有统一的模式。护理人员应当了解病人在疾病的不同阶段可能出现的不同心理状态，认真了解、分析每个病人的心理需要，根据病人的具体情况采取有针对性的对策。为了使心理护理具有针对性，护理人员在与患者交往的过程中，要不断地观察、交谈、启发患者自述，必要时还可以使用心理测验等手段，及时掌握病人的病情和心理状态。

5. 自我护理的原则　心理护理人员应启发、帮助和指导病人尽可能地进行自我护理。自我护理是一种为了自己的生存、健康和舒适所进行的自我实践活动，包括维持健康、自我诊断、自我用药、自我治疗、预防疾病和参加保健。良好的自我护理是心理健康的表现。病人在医护人员的帮助、指导下，以平等的身份参加对自身的治疗和护理活动，有助于维持病人的自尊、自信，也可以满足病人的某些心理需要，为战胜疾病创造有利的条件。那些能够坚持自我护理的病人，比那些被动依赖医护人员的病人恢复要快。

五、心理护理的目标

心理护理的实施者在心理护理的过程中，通过各种言语和非言语方式影响病人，促进病人的康复或病情的好转。具体而言，心理护理可以达到以下目标：

1. 提供良好的心理环境　为病人提供适宜的物质环境、创造一个有利于病人康复的心理氛围，是做好心理护理的前提条件。

2. 满足病人的合理需要　了解和分析病人的不同需要，采取措施满足病人的合理需要，是心理护理要达到的首要目标。

3. 消除不良的情绪反应　及时发现病人的消极情绪，及早采取多种措施消除不良情绪对患者的不利影响，是做好心理护理工作的关键所在。

4. 提高病人适应能力　调动病人的主观能动性以战胜疾病，并提高病人的整体适应能力，是心理护理的最终目标。

六、心理护理的程序

临床心理护理作为临床护理的重要组成部分，在实施过程中，也需要按一定的程序进行，各种心理护理方法的原理、方式、目的各不相同，下面以行为疗法为例，介绍临床心理护理的基本过程。

1. 搜集临床资料、探索心理行为问题

（1）问题行为的表现：包括问题行为（problem behavior）出现的频率、程度和持续时间，例如慢性疼痛是否对日常行为有影响，是否存在服用止痛药的依赖，是否一出现疼痛就上床休息等。又如吸烟行为，每天吸多少支烟，什么时候吸，是否伴随其他感觉。但是，有些行为反应可能发生频繁，如焦虑的发作、剧烈的头痛或症状持续长久的肌肉痉挛等，致使病人难以准确表述，这就需要深入细致地进行分析和判断。

（2）问题行为的病因：通过问题行为的发生史、发展过程和变化等方面的认真询问，收集各种相关资料，有时可以发现问题行为发生、发展的某些重要心理变化因素，例如亲人的亡故、离婚、生产等重大生活事件。

（3）问题行为的相关因素：通过深入了解可能会发现问题行为的各种控制或影响因素。许多环境刺激因素有增强或减轻行为症状的作用，这些因素在行为干预和控制中具有重要意义，通过与病人共同回顾其典型一天的行为表现细节，常常可发现这些刺激因素的所在。

在进行问题判断的同时，还要注意了解病人对行为干预的愿望。巩固其求助动机，树立信心，必要时通过心理护理的目的、意义、方法及效果等进行适当的解释、说明和劝告，促使其积极配合参与护理。

2. 分析确认心理行为问题　此阶段一般需要几天或几周时间对有关问题行为进行详细的干预前测量和分析。

（1）测量和记录：通过病人的自我观察或自我监督，在护士的指导下，病人自己成为问题行为的监督者。如可以要求吸烟者坚持每天将自己吸烟的数量记录到自制的图表上，或要求因过多进食而肥胖者推算并记录每天所摄取的热量等。必要时还可以记录每天的生理指标，如定时测量并记录血压值。对于住院病人，除了自我监督外，还要由护士每天进行直接观察，并记录及绘成简单的图表。

（2）功能分析：在测量的同时，护士应不断地对记录结果进行分析，寻找和证实问题与环境刺激因素之间的联系。包括：①是否具有引起行为反应的特定环境因素，焦虑反应是否总是出现在某一特定的场合或情境，如焦虑发生在各种诊查和治疗性护理时，吸烟在与人交往时比个人独处时多等；②是否存在行为结果对问题本身的强化作用，如慢性疼痛行为是否因家庭成员的关注而被增强。

通过上述测量和分析，护士不但可以掌握病人在实施心理护理前的行为水平，为有效的护理评估提供参考指标，而且还可以对病人问题行为的各种影响因素得以较好地了解，为下一步选择具体的护理措施提供客观依据。

3. 实施干预方法

（1）选择心理护理方法：问题行为及其影响因素有很大的个体差异性。因此，实施心理护理必须注意使使用的方法与病人问题相匹配。选择护理方案时要考虑以下几个方面：①该护理方法已被证明对这一问题行为是有效的；②考虑测量中发现的各种相关因素；③具有配合心理护理的能力和条件。

（2）指导和实施心理护理：在实施心理护理前，护士应对病人进行有关心理护理目的、原理等方面的指导。在护理过程中，护患之间还要不断地进行交流，护士应注意病人对交谈信息的反馈，允许他们提出问题并及时做进一步解释，以利于提高病人对问题的认识，同时更能提高病人的参与意识，使心理护理方案和各种干预措施得以正确地实施。

4. 评估实施效果　除在实施心理护理过程中，要随时对病人的情况进行分析、了解问题行为改变的情况和判断护理进展外，经过一段时间的护理后还应对护理效果进行分析和评价，确定是否达到预期的目标或已到了终止心理护理的时间。

如果经过一段时间的护理，病人情况未出现明显改善时，应分析心理护理方法与病人心理问题间是否匹配；实施心理护理过程中的严谨性、规范性及相关因素的控制情况；病人是否遵从和配合了护理指令，即考虑病人的依从性等。如排除了上述因素，确保采用某一护理方法无效时可考虑选择另一种方法，如癌症病人疼痛发作，病人采取渐进性放松训练无效时，可配合医生实施肌电生物反馈法。

5. 巩固效果、确立完善方案　心理行为问题很容易复发，因此，取得护理效果后，继续巩固治疗是心理护理程序的重要环节。此阶段应根据病人的情况确定继续测量目标，培养病人形成自我心理调适和自我心理护理的能力，如自行对紧张焦虑的调节转移和宣泄、对压力的适应、应激的应对等。

巩固阶段的心理护理计划必须事先与医生、病人共同制订，耐心解释其必要性，并要求病人严格按计划实施。

七、护士心理护理的职责范畴

在我国，临床心理护理尚不成熟，正处于探索、总结和发展阶段，特别是心理护理方法尚未形成学科特有的方法体系之前，在临床护理工作中护士对心理护理介入的范围和深度极难界定。护理人员按照心理学的专业学习和培训程度不同，掌握心理护理方法和技术水平也不相同，因此介入深度有所不同。其主要的职责范围应包括：

1. 对病人的心理护理与心理干预　指护理人员通过采用护理方法和技能对病人进行心理护理和行为指导，主要干预方式包括：心理咨询、心理支持和心理疏导。
2. 帮助病人提高对疾病治疗及自身情况的认知水平。
3. 辅助心理专业人员开展心理治疗和行为矫正等。
4. 开展心理健康教育，对不同病人提供个性化的自我心理保健和自我心理护理的健康教育。
5. 进行护理评估，分析病人的情况，明确护理诊断，为实施心理护理与干预提供依据。
6. 确立评价心理护理和干预效果的标准及方法。

八、临床常用的心理护理方法

（一）支持法

主要包括解释、鼓励、保证、指导和促进环境改善等五种成分。

1. 一般原则　调整个体对应激原的认知评价，促使其运用现实支持资源改变应激反应模式，应遵循以下原则。

（1）提供适当的支持：在病人面临心理危机或挫折时，给予安慰、同情、鼓励和关心等心理支持。提供支持时应根据病人所面临的心理挫折的严重性，病人本身性格及自我成熟度，适应问题的方式，以及应对困难的经历而相应地提供适当的支持。

(2) 调整对应激原的认知评价：在支持疗法中应帮助病人改变对于困难和挫折的看法，端正其对困难的态度，以客观、现实、解决问题的方式来处理困难。

(3) 善用各种支持资源：支持疗法除为病人提供支持外，重要的是要帮助病人重新认识自己内在或外在的支持资源，鼓励其利用各种社会支持资源解决自身问题，这些资源包括自己的优势、长处及潜在的解决问题能力等内在资源，以及亲人、朋友、同事、邻居、慈善机构等社会支持系统的外在支持资源。

(4) 排除面临的困难：有时，人的心理问题是由外在因素诱发的，例如在家庭、学校、工作单位或一般社会环境中面临的困难。帮助病人消除或减少一些困难，有利于其心理问题的解决。

(5) 提高应对能力：不同的应对方式会导致不同的适应结果，支持疗法中应与病人一起探讨其应对困难的方式，指出其不当的行为方式，鼓励病人采取积极、成熟的适应方式。

2. 基本步骤

(1) 收集病人资料：通过观察沟通、心理测验、健康评估等途径和手段，收集病人的各方面资料，主要包括病人的情绪状况、疾病状态、遭遇的挫折和环境压力，以及生活条件、家庭情况、社会背景、人际关系和人格特点等与疾病有关的因素。

(2) 鼓励病人倾诉：请病人倾诉对疾病的感受、对病情的认识、存在的情绪危机和心理因素，此时，护士应耐心倾听病人诉说。在倾听的过程中不仅可以进一步了解和掌握病人存在的心理问题和心理障碍，病人更可以在一吐为快中宣泄负性情绪，释放内心的痛苦体验，由此感受到护士的真诚关心和理解，拉近心理距离。故在倾听过程中不要随便打断病人说话，必要时可通过非语言方式如目光、表情、动作等给予鼓励，肯定并表示同情和理解，需要时亦可做些启发式提问。

(3) 分析与解释：根据所掌握的资料向病人分析解释其心理、躯体问题的性质和程度、产生原因、影响因素等，说明心身效应及应对方式、人格等与疾病的关系。分析解释时要语义明确、语言通俗易懂，在分析过程中病人如有不同意见可以保留，切不可与病人辩论或争执。

(4) 安慰与鼓励：当病人由于各种原因而情绪低落、自责、自卑，甚至绝望、对生活丧失信心时，应不失时机地给予鼓励和安慰，给予同情和支持，同时向病人说明病情，启发其面对现实，劝导病人以积极的态度和行为面对疾病。还可以介绍患相同病症的病例，如介绍早期肺癌病人手术后，存活几十年并生活得很好的成功病例，鼓励病人与疾病抗争。

（二）心理疏导法

心理疏导就是护士以语言为工具，帮助和指导病人学习有效的应对技巧，把其从痛苦的经历中解脱出来的过程。

1. 护士通过对病人个性、意志、情绪和认识的了解，主动地制订护理方案。

2. 帮助病人分析自己存在的心理压力，使病人能够自己解决问题。

3. 护士在了解病人心理问题的基础上，综合分析病人的心理问题，采取有针对性的措施。

4. 缓解病人心理压力，使其能够正确地面对现实。

5. 帮助病人改变自己以及解决自己的心理问题。

心理疏导的意义是调动患者自身的潜能来解决自己的问题，因此要做到以下几点：

1. 使病人能够客观地了解自己的境况　使病人了解自己的处境和所承受的压力，以及内心的需求，分析自己产生紧张的原因是否与自己的期望值过高有关。提醒其正确认识自己，按照自己的想法适应客观要求，把期望值调整到与自己能力相当的程度，不要回避矛盾，而是针对确实存在的问题，寻求合理的解决方式。

2. 帮助病人了解自己应付困难的能力　病人患病后往往对自己的能力表现出过高或过低的估计。估计过高为自己造成更大的精神压力，估计过低则使病人产生悲观失望情绪。因此护士要提示病人目前的处境，使病人了解自己的健康状况，根据其健康状况来评价自己的能力，以做出适当的符合自己客观情况的选择。

3. 鼓励病人建立适当的心理宣泄途径　病人承受巨大的心理压力时，建立宣泄的途径是疏导病人心理压力的一个有效方法。人可承受的心理压力是有限的，过高的压力不仅导致人情绪、行为的改变，严重时可导致人格解体和精神崩溃，护士在发现病人心理压力过大时应及时鼓励病人宣泄，以减轻其心理压力。

4. 引导和帮助病人培养稳定的情绪　引导和培养病人形成稳定的情绪是心理疏导的目标。护士在察知病人承受很大的心理压力时，除了指导病人采取一定的宣泄途径外，还要帮助病人分析影响其疾病好转的一些客观因素，鼓励病人自己主动想办法，避免不利的因素，合理安排自己的生活。并嘱其把自己的压力诉说给亲人、朋友听，请家人和亲属一起来分担自己的心理压力，调动病人的主观能动性，转变消极因素为积极因素，强调个人应对的能力，使病人明确自己的问题还须自己解决，尤其是心理上的困惑，其他人只能帮助其指出问题、分析问题，最后解决问题的关键还在于自己。

第二节　病人的心理需要及心理变化

一、病人的一般心理与需要

病人的一般心理，是指个体患病后，围绕“病人”的特定概念而产生的一系列心理现象。人一旦生病，他的工作和生活规律常被打乱，甚至完全受到破坏。这种变化可成为强烈的信号，冲击病人的内心世界，加上病痛的体验，可改变病人的心理和行为。影响病人心理活动的因素涉及疾病本身以及社会、心理、文化等多个方面。病人的心理需要如下：

（一）安全的需要

安全是个体生存本能的需要。生命的安全保障是病人最迫切的需要，也是病人求医的目的。在疾病的诊疗过程中，潜伏着一系列不安全因素，例如住院期间可能发生院内感染、药物治疗可能有毒副作用、手术或特殊检查过程中可能出现某些意外等，使得病人特别关注自身安全。病人常会产生“肌肉注射会否伤及坐骨神经”、“静脉输液时空气会不会进入血管”、“手术是否有生命危险”等疑虑。病人希望得到安全可靠的治疗，不出意外事故、不发生并发症或后遗症等。若不能得到医护人员令人信服的承诺，病人可长时间处于焦躁不安的警觉状态，对其身心康复极为不利。

（二）舒适的需要

人一旦患病，会产生许多不舒适的感受，如身体的疼痛、恶心、头晕、腹胀等，或心理上的紧张、焦虑不安，其中最严重的不适是疼痛。病人求医的目的是希望通过医学检查，明确诊断，及时获得诊治；同时希望得到医护人员的照顾和关怀，解除病痛，最终获得身体和心理的舒适。在诊治和护理的过程中，如果医护人员态度不佳或处置不当，非但不能解除病人的不适或痛苦，还可能造成病人生理和心理的不舒适，护士应当加强观察，及时发现病人的不舒适及原因，采取有效措施，提供身心舒适的条件，消除或减轻其不舒适感，满足病人的舒适需要。

（三）归属的需要

病人生病前一般都具有多重社会角色，其归属和爱的需要可从多方面获得满足。患病后特别是住进医院，离开朝夕相处的亲人，脱离倾力投入的工作，告别彼此默契的伙伴，个体的各种社会角色可能基本丧失，他们往往更需要他人的情感支持，产生更强烈的归属动机。住院病人在新环境中有与周围人建立感情和友谊的需要，希望得到新人际群体的接纳和认可，需要有人与他们“同病相怜”、“患难与共”，需要寻求同伴的精神支持，需要温馨和谐的人际氛围以排遣孤独、驱除自卑等。因此，护士在病房中营造相互关怀的氛围是心理护理的重要内容。护士应协调病友间的关系，组织好医护人员与病人的正常交往，介绍病区环境，减少病人的陌生感和孤独感。

（四）尊重的需要

患病后病人常常身体软弱无力，生活起居需要依靠别人照顾，易致病人自我评价降低，自尊受损。尤其是患慢性病、生活和工作能力受损的病人，此需求尤其强烈。病人自觉对他人无价值，甚至是家人的拖累和负担。有些病人的自尊需求可进一步增强，对别人如何看待自己极为敏感，自尊心易受伤害。如病人大多反感医护人员用床号称呼他们：“监狱里叫犯人用囚号，医院里叫病人用床号，让人产生不愉快的联想。”多数病人希望得到一视同仁的看待，但有些具有较高社会地位的病人，希望保持自己在人际关系中的优越地位，常会有意无意地显示自己的身份，或夸大自己的社会角色，以便获得医护人员的特别关注和较好的医疗待遇。医护人员应处处注意尊重病人，维护病人的自尊心。对病人应礼貌称呼，切忌以床号代替姓名。

（五）信息的需要

一个人生病后，尤其是身患重病时，信息需要的内容会发生转移。病人对外界事物的好奇和对社会生活层面的信息需要暂时被压抑，转而迫切需要了解自身疾病的相关信息。如病人想知道自己患的是什么病，会发生什么变化，后果如何等；想了解医护人员的专业水平和工作能力，疾病的诊断和治疗方案，住院生活的制度等。特别是手术治疗的病人，更是关注“谁主刀”，多方打听“主刀医生的医术是否高明”，千方百计地捕捉一切相关信息。有的病人还想获得医护人员的个人信息，以期望增进与医护人员的情感。当然，病人还会需要知道家人的生活、工作情况，需要获得工作单位的信息。当疾病得到控制，病人处于恢复期时，其信息需要的内容会恢复和扩大。护士应理解病人，了解不同的病人在不同疾病阶段中最需要的信息，予以恰当的满足。

（六）刺激的需要

医院的生活环境相对于精彩纷呈的外界社会环境会显得寂静和单调。尽管现在不少的医院注意改善病房环境，但多数病人住院后，尤其是病重者，仍然是被封闭在单调、机械的世界里，每天循环往复的病情询问、服药、检查等。病人的活动空间受限，范围狭窄，内容枯燥，日常生活围绕着饮食、睡眠、治疗三部曲，个人的爱好与消遣不同程度地受到限制。医护人员可根据病人的具体情况和医院的客观条件，组织安排适当的活动，提供新鲜的刺激，如读报、下棋、看电视、听音乐及开展一些趣味性活动等，丰富病人的文化娱乐生活，改善病人的精神状态。有的医院在门诊输液站或病房内安装电脑，供病人上网学习和娱乐。亦可组织康复期病人参与社会的公益性活动，既可满足其接受新鲜刺激的需要，又可为其重返社会做好心理准备。

二、病人常见的心理变化

人在患病的情况下，不仅机体的生理功能发生改变，而且认知、情绪、意志等心理活动也会发生一系列变化，乃至对人格特征产生严重影响。心理行为变化发展到一定程度，可能形成明显的心理问题，影响疾病的诊治、护理和病人的康复。

（一）认知活动变化

1. 主观感知觉异常　病人的躯体感受性提高，不仅对外界正常的声、光、温度等刺激十分敏感，甚至可觉察自己的心跳、胃肠蠕动或出现一些奇特的不适，对各种症状的敏感度增强。病人的主观感知常显得过重，与病理改变不平行。一些病人对身体位置与姿势也异常敏感，一会儿觉得枕头低，一会儿觉得被子沉，一会儿埋怨床单不平整，不时翻身难以入眠。有些病人的感受性降低，如对饮食的色、香、味感觉迟钝，吃饭如同嚼蜡；正常人认为美丽的颜色，却可引起病人的反感。

此外，病人可出现时空知觉的异常。如住院病人总感到时间过得慢，特别是病情迁延、治疗效果不佳、疼痛的病人，常有度日如年的感觉；久病卧床的病人会感觉床铺摇晃，甚至天旋地转等。有些病人还可出现错觉或幻觉，如截肢的病人可能出现幻肢痛。

2. 猜疑与怀疑　病人对周围事物特别敏感，胡思乱想，惶恐不安，不信任他人，总觉得医务人员和家属对自己隐瞒重要病情。病人身体稍有异常感觉，便疑虑重重，胡乱猜测；担心误诊或吃错药、打错针，担心医疗事故或意外出现在自己身上；听到别人低声细语就以为是议论自己的病情严重，对别人的好言相劝半信半疑。病人可缺乏根据地猜测整个医疗护理过程如病情进展、治疗、用药、检验等，影响其对事物的正确判断。有的病人凭一知半解的医学知识，自我诊断和推断预后，若与医生的诊断发生冲突，便怀疑诊断的正确性，不按医嘱治疗，不服用医生开的药等。

（二）情绪活动变化

大量的临床报告表明，病人的情绪活动常被负性反应所主导，其中以焦虑、忧郁、恐惧、愤怒等为主体，且涉及范围很广，不论疾病程度如何，几乎所有病人都无法避免，尤其在疾病的早期、危重期和难以治愈的慢性疾病中更突出。

1. 焦虑　焦虑是个体面临的一种模糊的、非特异性威胁而又不知所措的不愉快体验，表现为对未来的莫名担忧，唯恐受挫。焦虑普遍存在于人们的日常生活中，是一种保护性反应。适度焦虑有益于个体适应变化，但过度焦虑或焦虑缺如则对身心健康造成不良影响。

焦虑是临床病人最常见的情绪反应，病人焦虑的原因多种多样。病人面对陌生的住院环境，疾病的诊断不明确、疗效不显著，牵挂家中亲人和担心经济负担，担心失去事业、失去生活能力、失去家庭等均可产生焦虑。有些过度焦虑的病人甚至对疾病诊治和护理的各个环节都存有担忧：想早日手术又怕出现意外，想用药物治疗又担心副作用，想做详细检查又怕面对不良结果，想住院治疗又害怕发生交叉感染等。

2. 恐惧　恐惧是个体由于某种明确、具有危险的刺激源所引起的负性情绪。与焦虑不同，恐惧有非常明确的对象，往往是现实中的一种无力摆脱的危险事物。引起病人恐惧的常见原因有：医院特殊的氛围，有一定危险性的特殊检查、手术，预后不良或威胁生命的疾病等。临床上以儿童和手术病人出现恐惧最为常见。

恐惧可导致病人心率加快、血压升高、呼吸急促、尿频尿急、肢体颤抖、烦躁、失眠、易激动、坐立不安、健忘等，并有恐怖、惧怕和不安的感受，伴发逃避行为。

3. 抑郁　抑郁是以情绪低落为特点的消极情绪状态，常与现实或预期的丧失有关，如丧失健康、家庭、工作、前途、经济收入等。抑郁多见于身患重病、长期受疼痛折磨或久病不愈的病人，主要表现为轻重不等的消极压抑、郁郁寡欢、心境低沉、悲观失望、自我评价减低、孤僻少语，严重时悲观绝望，常有轻生意向和自杀行为。生理方面可能伴有食欲和性欲减低、睡眠减少、自主神经功能紊乱。抑郁者总是想到事物的消极面，常为一些小事而自责自罪，感到孤立无助。

4. 愤怒　愤怒是指个体因追求目标愿望受阻而出现的一种负性情绪反应，多见于病人患病的初始阶段、疾病迁延不愈、治疗和康复受阻时。病人认为自己得病不公平，加上病痛折磨，生活不能自理，易焦躁烦恼，敌意仇恨，自制力下降，容易激惹，行为失控。尤其是一些争强好胜的病人，看到事业及前途受到影响，更是容易出现不满。医患、护患冲突也易引起病人的愤怒。愤怒可导致病人的攻击行为，攻击的对象可以是使其受挫的人或事，也可以是自身，甚至迁移到无关的人和事。病人常为些小事发火，毫无理智地向亲友、医生、护士等周围的人发泄。

（三）意志活动变化

治疗过程也是病人为达康复目的而进行的意志活动。在这个过程中，病人会产生意志行为的变化，如有的病人变得盲从、被动，缺乏主见，甚至接受一些迷信的说法；有的病人稍遇困难便动摇、妥协，失去治疗的信心；还有些病人缺乏自制力，情感脆弱，易激惹等。临床病人意志活动的最显著变化是其主动性降低，顺从依赖。

依赖是病人进入角色后产生的一种退化或称幼稚化的心理和行为模式，多数病人都会产生依赖的心理。适度依赖是病人的正常心理反应，有利于疾病的治疗和康复。但过度依赖，失去参与疾病治疗的主观能动性，放弃作为病人的基本职责，会对治疗过程和疾病康复不利。新近护理学观点主张发挥病人在病程转归中的积极主动性。事实证明，坚持力所能及的生活自理者，往往比依赖性强的病人恢复快、效果好。

（四）人格行为变化

一般认为，人格具有稳定性的特点。但稳定是相对的，疾病可改变人原有的反应和行为模式，甚至出现一些本不鲜明的人格特征；且个体患病前的人格特征也可影响其病后的行为。特别是患慢性迁延性疾病、难治之症、毁容、截肢等，甚至导致个体的基本观念发生变化，引起人格行为的改变。

（五）自我概念变化与紊乱

自我概念包括自我认识（自我评价）、自我体验（自信与自尊）和自我监控，对个人的心理和行为起着重要的调控作用。由于患病，个体常会发生自我概念变化，对自我以及自我能力的评价处于紊乱状态，出现情景性自我贬低，主要表现为自尊心和自信心下降，自我价值感丧失。病人常有自我否定的诉说，认为自己无能力处理问题；有些病人对存在的或感知到的躯体结构或功能上的改变表现出羞辱感、窘迫感或厌恶。如截肢的病人对损伤的躯体部分不看也不摸，故意遮盖或过于暴露；严重时可出现自伤行为，如自残，有自杀企图，过食或绝食等。

第三节　不同年龄阶段病人的心理护理

一、儿童病人的心理护理

儿童病人由于年龄小，对疾病缺乏深刻认识，加之患病带来痛苦，住院治疗又离开父母，常引起一系列的心理变化。且儿童所包括的年龄范围较宽，在不同阶段心理发育程度不一，心理活动差异较大。因此，在临床心理护理工作中，应根据儿童病人不同年龄阶段的心理活动特点，采取有针对性的心理护理措施。

（一）心理特点

1. 分离性焦虑　患病儿童住院治疗，离开母亲或亲人，会引起极大的情绪反应，首先表现为“分离性焦虑”。患儿可出现冷漠、呆板、口吃、咣指甲、尿床等现象。离开父母的年龄越小，造成心理上的紊乱越突出。1 岁以内的婴儿正是建立“母子联结”的关键时期，由于住院而突然剥夺了母爱，可造成患儿心灵上的创伤，常常出现哭闹不止、拒食、睡眠不安等现象。再加上医师护士穿着白色工作服，病室陈设生疏，会加重患儿的焦虑。

2. 恐惧　恐惧是住院患儿又一突出的表现。由于平时对医院没有印象，患病后来到完全陌生的环境，母亲不能在身旁陪伴，患儿心理上难以适应。特别是 3 岁以下的儿童，可能将住院与父母分离认为是一种对自己的惩罚，从而产生被父母抛弃的恐惧感。另外，各种检查和治疗带来的痛苦，更加重了恐惧心理。因此有些患儿看到医务人员就惶恐不安，见到注射就哭闹不止，个别患儿会产生逃离医院的想法。少数年龄较大、个性早熟的儿童，会从成人的表现中来了解自己的病是否严重，是否给家庭带来经济负担，甚至会想到死亡，进而感到恐惧，表现为孤僻、胆怯、悲伤。

3. 皮肤饥饿　心理学研究发现，人类和所有的热血动物一样，都有一种特殊的需要，即相互接触与抚摸，这种现象称之为“皮肤饥饿”。人际间的接触和抚摸是婴儿很重要的心理需要。年龄较小的住院患儿，由于离开了母亲或亲人，这种特殊需要常得不到充分的满足，会引起其哭闹、食欲不振、睡眠不安等现象。

4. 行为异常　患病住院对儿童来说是巨大的生活事件，会引起心理上的应激，患儿可能产生对立行为，表现为发怒、吵闹、哭泣、拒绝父母离开或拒绝执行医护人员的要求等，主要见于年龄较大的患儿。此外，因疾病带来痛苦和折磨，住院引起恐惧与焦虑，都可以使患儿出现退化行为，如尿床、尿裤、撒娇、拒食、睡前哭闹、依恋父母等。

5. 思念亲人　年龄较小的患儿，由于未离开过父母，一旦住院时间过久，就会产生思念心理。他们想念父母、同学、伙伴，渴望外界自由自在的生活。当父母来医院探望时，他们常迫切要求出院。

（二）心理护理

1. 病房环境应适合儿童的心理特点　病室的墙壁、窗帘、寝具、患儿衣服以及工作人员的工作服，应采用明快柔和的颜色。病室可采用色彩鲜明、活泼的图画、玩具等装饰，播放悦耳动听的音乐，准备美味可口的食物，有条件的医院还可设立母子病室等，以适应儿童的心理需要，减少陌生感和离家所产生的焦虑。

2. 保护患儿的自尊　对待孩子要一视同仁，不要有明显偏爱，以免影响其他患儿的自尊心；在言语中要尊重儿童的人格，多加鼓励，不要训斥，满足儿童的自尊心理需要；患儿出现反抗行为时，护士应理解这是患儿对生活中突发事件的应对和防御，要尽量安慰、鼓励患儿，不要训斥、责骂。利用孩子的好奇心和善于模仿的心理特点，在患儿中树立榜样，鼓励孩子们遵守病房规则、配合治疗、顺从医嘱，引导他们适应新的环境。

3. 解除或缓解患儿的恐惧情绪　应向患儿解释患病并不是因为做错了事，父母是暂时离开医院，会不时地来医院看望。讨论病情时，应当避免让孩子听到而引起误解和恐慌。有必要向儿童讲解病情时，要用儿童熟悉、可以理解的语言，避免使用令人恐惧的词汇，如切除等。可以应用讲故事的方式进行解释，用比喻的方式传达信息。护理人员应相对固定，注射、换药时要细致、轻柔，防止因操作粗暴而增加患儿的恐惧心理。让患儿有机会、有途径宣泄自己的情绪，允许其在某些情况下哭泣，以有助于稳定儿童心理。

4. 重视与患儿父母的沟通　父母的心理状态对儿童会产生明显的影响。如果父母情绪消极，儿童也往往会受到影响。父母对医院、医务人员的态度，也会影响到儿童的态度和行为反应。因此，护士要对患儿的家长进行宣教、指导和支持，帮助家长了解病情，正确对待患儿疾病的变化，取得家长的配合和支持。嘱患儿父母按时来探望，以减轻患儿的思念，增加患儿的信任。

二、青年期病人的心理护理

青年期的心理发展水平，处于迅速走向成熟而又尚未成熟的状态，决定了青年病人的心理活动错综复杂、变化无常，具有明显的两极性。护理人员应密切注视，要注意多给予心理支持，循循善诱，耐心疏导。

（一）心理特点

1. 震惊与否认　青年人特别是青年早期，正是人生朝气蓬勃的时期，富于理想和抱负，对未来充满憧憬，对求学、职业、婚姻和家庭都有美好的设想，而健康的体魄是实现这些愿望的基础。因此，当青年病人得知自己患病尤其是患有严重疾病时，往往感到震惊，很难接受患病的事实。大多数青年人会经历明显的“否认”阶段，他们不相信医生的诊断，否认自己得病，拒绝接受治疗，不能很快地适应病人角色。

2. 急躁与焦虑　青年人的情绪强烈而不稳定，又不善于调节，容易从一个极端走向另一个极端。疾病发生后，由于缺乏心理准备，大多青年人又是初尝疾病的痛苦，对病痛反应强烈，表现为急躁、焦虑。治疗过程中，他们常常幻想能很快根治疾病，渴望早日痊愈出院，若病情稍有好转，容易盲目乐观，不再认真执行医疗护理计划，不按时吃药，导致病情的反复。如果不能如期好转，就会再次陷入急躁、焦虑之中，常以发泄的方式对待疾病，往往迁怒于家长或医护人员，出现攻击性行为。

3. 失望与悲观　青年人担心患病会影响学习或工作，也会对恋爱、婚姻、生活和前途产生不利的影响。尤其是患慢性病或有后遗症，会在其心理上造成很大的打击，容易产生沮丧、抑郁、悲观、失望的心理。有的病人因患病而辍学，深感不如同龄人从而产生失落心理；有的青年病人对自己的工作、生活、婚姻等前途问题感到渺茫，出现自卑、抑郁，在思想和行为方式上走向极端，产生自暴自弃心理，拒绝一切治疗和照顾，甚至失去理智，产生自杀念头。

4. 寂寞与孤独　青年人活泼好动，需要刺激感和新鲜感，渴求宽阔的生活领域和社会活动范围。生病后，离开熟悉的家庭和学校环境，住进陌生的医院里，周围没有熟悉的同学和朋友，平时又不能常和家人见面，只有自己默默忍受着疾病的折磨。故入院初期他们对周围环境感到茫然、"窒息"，内心被寂寞、无聊、孤独所代替。如果住进隔离室或重病室，会因感知觉单调和获得外界信息骤然减少而更加孤独、不安。

（二）心理护理

1. 实施认知调整和心理疏导　护士应当针对青年病人的性格、文化层次、经历的不同，积极运用护士的权威、知识与关心来支持病人。采用消除疑虑、说服劝慰、启发建议、激励鼓舞以及消除应激因素等方式，使病人发挥自身内在潜力，面对现实，处理好心理上存在的问题，协助病人度过难关。对有不良情绪的青年病人，应侧重于心理疏导，激发病人的领悟能力；指导病人通过谈话性宣泄、书写性宣泄、运动性宣泄和哭泣性宣泄等方式宣泄不良情绪。

2. 协调并促进病友间的相互了解，丰富病人的精神生活。青年人较注重友谊，具有向群性，同龄病友间具有共同的语言和兴趣、爱好。根据这一特点，护士应尽量把青年病人安排在同一个病室，使他们之间相互交流思想、增进友谊；还可指导病人进行适当的娱乐活动，如下棋、听音乐、看电视、讲故事、户外散步等，活跃疗养生活，转移病人对疾病的注意力，激发他们对生活的情趣，有利于病人从孤独中解脱出来，消除寂寞感。

3. 保护病人的自尊心　青年人自尊心强，重视自我价值，希望得到他人的承认和尊重，任何消极刺激都可能对青年人的心理产生不良的影响。护士在与他们的交往中，要尊重他们的人格，讲话要和蔼、文雅；关心他们的衣、食、冷、暖，建立良好的护患关系。当他们心境不佳时，要主动与之谈心，了解他们的心理活动，用积极、鼓励的语言进行疏导、宽慰。病人处在情绪激动的情绪状态时，护士不宜过多地安慰和劝解，可在保证安全的前提下，提供一个独处的环境，使其冷静，护士可在一旁给予非言语的支持。

4. 满足病人参与活动的需要　青年人求知欲强，富于好奇心。护士可以利用这些特点，调动病人的积极性，引导他们参与自己的治疗和护理工作。在病情允许的范围内，可让病人做一些力所能及的活动，如照料自己的日常生活，帮助病友做些事情，参与病区的一些公益活动等。这样既能减轻病人的焦虑，又能满足病人的心理需求。这种自我护理的模式对于稳定情绪、促进康复是非常有益的。

三、中年（更年期）病人的心理护理

中年是人一生中责任最重大的阶段。中年人既是社会的中坚力量，又是家庭的精神和物质支柱，患病后对工作和家庭会产生巨大的冲击。因此，中年病人的精神负担较大，心理反应复杂。护士应针对病人的疾病种类、个体反应、家庭情况、经济情况、个性特征等进行认真细致的评估，以便准确判断病人的心理问题。

（一）心理特点

1. 焦虑与急躁　中年是事业上出成果的阶段，中年人常有较强的抱负和求成心理。患病后被迫停止工作，常会感到事业受挫，对今后能否坚持工作感到担心；强烈的工作责任感使病人焦虑、急躁，不能安心养病，迫切要求早诊断、早治愈，有时甚至将自身健康放在从属地位，常中断治疗而提前出院。

2. 悲观与抑郁　中年人家庭负担沉重，患病或致残后不能正常工作，将造成家庭经济困难，加之昂贵的住院治疗费用，更加重了病人心理上的负荷，导致病人忧心忡忡。若身患重症或绝症，面对家庭生活安排、老人赡养、子女教育等一系列问题，病人更是情绪抑郁、悲观失望，感到前途渺茫，对一切失去兴趣，有时甚至出现轻生念头。

3. 更年期综合征　中年是体力和精神上向老年移行的时期。面临事业和家庭的重担，中年人若身体和精力不佳，易出现焦虑烦躁、心情抑郁等。一旦患病，会加速移行过程的转变，可出现更年期综合征。病人可有心理和行为退化表现，如以自我为中心，希望医护人员多多照顾自己；患病前感兴趣的事情，现在不感兴趣了；情感脆弱，好发脾气等。此外，还伴有明显的自主神经功能紊乱症状，如头痛、头晕、失眠、食欲减退、心慌气短、怕热、畏寒等。

（二）心理护理

1. 主动关心病人，当好病人的“参谋”和“顾问”。护士应协助病人与其工作单位、家庭取得联系，及时反映病人的需求，消除他们的后顾之忧；嘱咐子女定期来医院探望，汇报工作、学习和生活等情况，减少病人的牵挂；向病人介绍有关疾病的诊断、转归、检查结果等，以消除病人的疑虑，增强治疗信心；交谈中可有意识地介绍一些不耐心治病而使疾病长期迁延的实例，劝导他们重视疾病，安心治疗。

2. 尊重病人的人格　中年人是家庭、社会的主要角色，有较强的受人尊重的心理需要。护士应将病人视为合作者，在与他们交往中，注意尊重病人的人格，言谈有礼貌，多征求和倾听他们的意见和要求，尽量使病人满意。当病人不服从治疗、违反规章制度等，护士应以友善的态度加以开导或善意地进行批评，不要伤其自尊心。

3. 体贴和关心更年期病人　引导病人正确认识衰老是不可抗拒的自然规律，保持心理的动态平衡；帮助病人用科学的态度正确认识更年期的生理变化，消除不必要的顾虑和思想负担，解除紧张、焦虑等消极情绪。指导病人提高处理问题的能力，减轻身心负担，注意劳逸结合，增加文娱活动，进行身体锻炼等，以提高机体的抗病能力，延缓衰老，促进疾病痊愈。应当尽量满足病人的合理要求，以期达到精神愉快、心情舒畅。

四、老年病人的心理护理

随着年龄的增长，机体功能的进一步衰退，加上生活、工作、经济条件和社会地位的变化，老年人心理状态会发生较明显的变化，患病住院后更会产生一系列的心理反应。对老年病人实施心理护理，除了一般病人的护理要求之外，还要考虑到老年病人生理、心理和社会适应方面的特点，做到有的放矢。

（一）心理特点

1. 自尊心强　老年病人的自尊心较强，他们希望得到医生和护士的尊敬、恭维，希望医生和护士经常到病室探望，特别是离退休干部。当这些心理需要得到满足时，他们表现愉快；一旦感到受人冷落，便表现出不耐烦、易激怒，常常因为一点小事而引起大发脾气或暗自叹息。一般老年人自己不服老，也不希望别人说自己衰老。

2. 自卑和无价值感　老年人多患有慢性或老化性疾病，发病住院后，他们对自己的病情估计多较悲观，身体稍有不适就认为与衰老有关，心理压力很大，突出表现为老朽感与无价值感。对疾病痊愈往往信心不足，自卑自怜，有的甚至以迷信的态度面对疾病，拒绝治疗。

3. 敏感与多疑　多见于文化层次较高的老年病人，伴恶性联想，常把一些无关的病情同自己联系起来，怀疑和猜测医护人员及亲人对自己隐瞒病情，从而导致精神恍惚，身体疲惫，影响治疗。

4. 固执与刻板　老年人性情比较怪癖、固执，常常以自我为中心，生活方式较为刻板，对周围环境的适应能力差。生病住院后，由于日常生活秩序被打乱而出现适应困难，常常为此而引起焦虑和烦恼。

5. 孤独与寂寞　多数老年人因为退休而社会交往减少，因而比其他病人更易感到孤独，如果他们的亲属、子女不常来看望，老年病人会产生被抛弃感。失去配偶或子女者孤独感更为严重。

（二）心理护理

1. 老年病人住院后的突出要求是被重视、受尊敬，护士须理解老年病人的心理特点，尊重老年病人的地位和人格。在交往中，护士态度要和蔼亲切，称呼须讲究尊敬、礼貌；做事要主动征求他们的意见，对非原则性的问题不与老人争辩和计较，尽量满足他们的各种需要；要专心倾听老年病人叙述，尤其是老人多次重复过去往事时，不可随意打断病人的谈话或表现出厌烦的情绪。老年病人一般都有不同程度的健忘、耳聋和眼花，护士要给予谅解。回答老年病人的询问时要耐心，说话速度稍慢，声音稍大一些。

2. 提供舒适、安全的疗养环境　老年病人住院后，应为他们设置一个安静、整洁、舒适的疗养环境，使他们较快地适应医院生活，消除因住院而引起的烦恼。老年病人多行动不便，特别是对生活不能自理、丧偶或无子女的老人，护士应倍加关心和照顾。病区应为老年病人设置一些自助设备，如扶手、手杖之类，使他们感到方便，并获得安全感及独立感。老年病人的日常用物，最好放在便于拿取的地方，使他们感到便利，不必经常求助于人。

3. 调节好病人的疗养生活　护士应善于调节病人的生活，在饮食上力求美味可口，富有营养，易于消化，使老年病人在进餐中获得快慰。在精神上应善于排解老人的忧虑，尤其对丧偶或无子女者，要多与他们交谈，关心他们的冷暖及生活上的需要，并设法帮助解决。为活跃精神生活，可允许病人做一些安全、有趣味和力所能及的活动，如下棋、散步、听音乐、看电视等，转移对疾病的注意力。老年病人一般都盼望亲人来访，护士要鼓励家属多来看望，减少老人的孤独感和被遗弃感。

4. 指导老年人克服不良心理　鼓励老人回忆美好的往事，使老人获得心理上的愉悦感和满足感，有助于老人情绪的稳定。对于那些情绪低落、悲观失望的老人，护士要从他们的回忆中肯定过去的成就，给予赞扬，改善他们的不良心境。对于猜疑心理较重的老人，要多做耐心细致的说明，对所提的问题给予解释和引导，并提供有关的科普医疗书籍供其阅读，使其彻底消除疑虑。

第四节　不同疾病阶段病人的心理护理

病人的心理反应表现在不同疾病阶段会有所不同，但也有其规律性。护士可根据这些特点，预见性地开展心理护理。但是，病人的病情复杂多变，个性千差万别，心理反应必然会出现差异，护士应敏锐灵活地掌握病人的心理动态变化。

一、疾病初期的心理护理

患病初期，无论轻症或重症病人，无论患急性病或慢性病，必然会产生心理反应，但反应程度不一，表现复杂多样。护士应尽快了解和确定病人的心理特点，有针对性地做好心理护理。

（一）心理特点

1. 心理反应

（1）否认与侥幸：一向健康的人对自己成为病人多感到突然，特别是被诊断为难治的严重疾病，震惊之后病人首先出现的心理反应就是否认，不相信自己患病，不接受医生的诊断；有的尽管身体已有不适但仍坚持上班，想以此证明自己健康状况良好。之后病人常存侥幸心理，总希望医生的诊断是错误的，要求重新检查，迟迟不愿进入病人角色；或对疾病的严重程度半信半疑，尤其对病感不敏感的人，侥幸心理更为严重。

（2）抱怨与负罪感：当确认自己患病，有的病人会抱怨家人关心不够，没有照顾好自己；自怨没有量力而行导致身体健康受损。有的病人感受到疾病的痛苦与折磨，可产生“倒霉”心理，或视为上天的处罚，内心有负罪感。病人常以消极与生气的方式对待疾病，不愿诉说疾病的痛苦与症状，或向医护人员、家人寻事争吵以发泄内心痛苦。

（3）恐惧与忧心忡忡：急危重症的病人对突然发生的变故缺乏心理准备，可导致强烈而复杂的心理反应。如急性心肌梗死病人可因持续剧痛而产生濒死的极度恐惧，迫切希望得到最佳和最及时的救治，转危为安；身患难治疾病或不治之症、疾病可能影响身体功能与形象或面临大手术的病人，极易产生恐惧反应，表现为焦虑不安、紧张、忧心忡忡、夜不能寐、日不思饮；遭遇意外创伤的病人在疾病初期常表现为“情绪休克”。

（4）轻视或满足：有的病人因工作繁重、经济压力或知识不足等而轻视疾病。有的病人因患一般疾病，病程不长，预后较好，能暂时脱离紧张的工作岗位，或受到别人的照顾，成为亲朋好友关注的对象，虽然有病，心理却得到一定的满足，表现为情绪轻松，愿意谈自己的病情及预后。

（5）陌生与孤独感：初次住院的病人对病区环境不熟悉，对医生和护士不了解，对医院的饮食习惯、作息制度等不适应而易产生陌生和孤独感。

2. 主导心理需要　主要体现为尊重和安全的需要。病人盼望得到热情接待，希望医务人员一视同仁；期望有经验的医师为其看病，能及时作出诊断和制订治疗方案，渴望早日康复。

（二）心理护理

心理护理的重点是给予较多的心理支持，协助病人正确认识和对待病情，减少病人的紧张情绪，使之初步适应医院的环境，较好地配合治疗与护理。

1. 有效沟通　护士应礼貌、热情接待病人，安排整洁、安静、舒适的病室环境；主动与病人沟通，了解病人的感觉，给病人以安慰等。向病人介绍科室的环境、医院的制度以及主治医师的情况，通过良好的言语与行为同病人建立相互信任的人际关系。

2. 满足各种需要　在不违反治疗原则的情况下，尽量满足病人的生活需要，适当照顾病人的原有生活习惯和爱好；对病情严重、生活不能自理的病人，协助他们保持整洁与卫生；对病人不愿提及的生理缺陷或其他隐私，应严守秘密，维护其自尊，帮助病人接触病友，消除或减轻其陌生感和孤独感。

3. 心理支持和疏导　鼓励病人表达感受，倾听其诉说，帮助病人宣泄恐惧、忧虑等不良情绪；鼓励恢复期的病友现身说法，解除同类病人的顾虑。动员病人的社会支持系统，鼓励家属和亲朋来访，使病人感受到被关心与重视，从而获得心理支持。

4. 认知干预　帮助轻视和否认患病、心存侥幸、抱怨和负罪感的病人理清思路，摆出问题，指导病人提高认知和应对能力，帮助病人尽快进入角色，解除负罪感，正视疾病，积极配合治疗和护理。

二、疾病发展期（稳定期）的心理护理

经过一段时间的诊断、治疗和护理，多数病人的病情明确，且日趋稳定和好转，病人的心理反应较前和缓。慢性疾病病人可因病程较长、病情反复发作而情绪不稳。此期加强心理护理有利于增强治疗效果，缩短病程。

（一）心理特点

1. 心理反应

（1）接受与适应：此期病人已接受自己有病，逐渐适应医院的生活；病人变得顺从，与医护人员关系和谐、依赖，迫切要求多用药、用好药以早日解除病痛；病人把注意力集中于身体体征的变化，想了解自己的体温、脉搏、血压等情况，想了解病情和治疗方案，急切想知道各项检查的结果。

（2）担心和焦虑：有些病人的情绪随着病情发展而变化，有时高兴，有时失望，急躁、紧张、焦虑等消极情绪也时常出现。有些病人仍对疾病心存忧虑，担心急性病变成慢性病；术后的病人常担心刀口裂开或出血等意外，害怕活动会造成伤口愈合困难而不愿下床活动；病情反复急性发作、迁延不愈又无特效药治疗的慢性疾病病人，常陷入求生不得、求死不成的无奈、焦虑状态。

（3）沮丧与厌倦：主要见于患慢性疾病的病人。病人可因疾病需长期治疗且经久不愈、甚至终生生存在慢性病痛中而陷入沮丧、失望等心境；有的病人认为给家人和亲朋造成沉重的经济和照顾负担而失去生活信念，悲观绝望，产生厌世意念。

2. 主导心理需要　主要表现为身体安全、病情信息和友爱的需要。病人希望获得病情变化的信息，希望早日恢复健康，希望与医生、护士及病友建立良好的关系。

（二）心理护理

重点是保持良好的护患关系，加强与病人的沟通，调节病人的不良情绪。

1. 继续协助病人的生活护理，关心病人的起居，鼓励病人适当活动，使病人感到温暖，维护已建立的良好护患关系。

2. 及时将病情好转的信息反馈给病人，消除病人的顾虑，增强其战胜疾病的信心。沟通过程中注意应用积极暗示性语言，鼓励病人为早日康复做出努力。提醒病人的亲友在探视时话题不宜集中在病情。可利用间歇或专门时间开设健康教育讲座，宣传相关疾病的知识，说明疾病的演变过程，减轻病人的心理压力。

三、疾病恢复期的心理护理

恢复期是指病人经过治疗和护理，身体逐步康复，生活逐步恢复正常的过程。此期间，病人的心理由于病情病种、文化层次、个性特征、经济状况等因素，表现多种多样，有些心理状态可致恢复期延长。护士应采取有效措施，加强指导，协助病人身心早日康复。

（一）心理特点

1. 心理反应

（1）兴奋与欣慰：有些病人因病痛减轻或消除，自认为病愈而产生兴奋情绪，甚至不听从医护人员的劝说，过多活动；多数病人为身体的逐步康复，即将离开治疗和休养的环境，回到正常的生活中而感到欣慰。

（2）焦虑与忧伤：有的病人害怕疾病恢复不彻底而形成慢性迁延性疾病，特别是疾病或

外伤遗留残疾者，无一例外地忧虑日后的学习、婚姻、生活及工作能力、社会适应等问题，他们担心难以胜任原来的工作，担心出院后能否得到家庭、单位的接纳和照顾，因而产生焦虑情绪。

（3）悲观与绝望：主要见于意外创伤造成永久性严重残疾的病人，他们无法承受残疾对未来人生所造成的重大影响，对如何度过漫长且艰难的人生感到悲观绝望，自暴自弃，严重时可产生轻生念头。病人放弃必需的功能锻炼，康复过程延长，结果可导致“小残大废”，使局部的残疾成为背负终生的沉重包袱。

（4）依赖与退缩：久病后病人依赖性增强，始终认为自己不能多活动，不能工作，不愿脱离病人角色，安逸于别人照顾的生活。有些病人有退缩表现，如术后因怕痛而放弃功能锻炼；或怀疑身体尚未痊愈，害怕疾病反复，希望延长住院时间。急危重症病人可能对重症监护病房产生依赖。

2. 主导心理需要　主要表现为对外部世界信息的需要。随着身体的康复，心理活动逐渐转向外部世界，关心社会大事，迫切希望了解工作单位和家庭亲友的信息。部分病人的自我实现需要上升。

（二）心理护理

此期的护理重点是提供支持和咨询，帮助病人恢复自主生活，提高适应能力，恢复社会角色功能，使病人从心理、身体和社会三方面获得全面康复。

1. 提供信息与知识　通过健康教育，说明疾病的转归，介绍出院后自我护理、保健常识，学会康复方法，使病人正确领会出院后如何服药、巩固疗效、加强功能锻炼，以减轻因出院而产生的焦虑。

2. 心理支持与疏导　鼓励病人参与制订康复计划，克服依赖性，尽快恢复病前生活。对不能恢复病前状况的病人，给予精神上的安慰和疏导，帮助他们面对现实，从焦虑和忧伤中解脱，建立乐观的生活态度，做情绪的主人。

3. 自护行为塑造　运用强化理论，通过赞扬的方式强化病人的自护行为；以奖励的方式消退依赖行为，给以正性行为强化，指导病人在力所能及的范围内承担生活的责任，做力所能及的工作，提高适应生活及社会的能力。

4. 协助认知治疗　对遗留残障、悲观绝望的抑郁病人，特别是烧伤毁容或肢体残缺的年轻未婚者，协助医生实施认知疗法，帮助病人建立正确的认知方式，正确面对目前的健康状态；用模范事例鼓励他们建立信心，克服消极情绪，从绝望中走出，适应新的生活方式；最大限度发挥自己的潜能，避免局部残疾导致心理的残疾甚至残废。同时应主动与病人接触，加强监护，严密防止自杀行为。

四、临终病人的心理护理

（一）心理特点

得知自己将不久于人世，对每个人而言都是一个巨大的打击。每个人都有求生的欲望，因此，面对死亡是一种巨大的心理应激，患者会有种种的心理反应。虽然不同的人面对死亡的方式会受到个体自身因素以及环境因素的多方面影响，但 Kubler－Ross 经过多年的临床观察认为，大多数人在面对死亡时，都会经历几个类似的阶段：否认期、愤怒期、妥协期、抑郁期和接受期。在不同的阶段，病人有不同的心理需要。护理人员在面对临终病人时，要根据患者所处的不同阶段，给予相应的心理护理，协助患者走向人生的终点。

1. 否认期　一个人得知自己患了某种严重疾病时，典型的反应是震惊和否认。“不可能!”“我怎么可能得这种病!”“医生一定是弄错了。”否认，是几乎所有病人得知自己患有不治之症时的第一反应。这种心理防御机制的应用是有一定的保护作用的。我们每个人可以承受的心理压力是有限的，如果突然受到的心理打击超出我们的耐受能力，我们就需要采取措施来保护自己，否认正是起到了这种缓冲的作用。此时，护理人员不宜强求病人面对现实，而是要协助病人逐渐适应和接受即将死亡的现实。

2. 愤怒期　当病人终于开始接受患病的现实时，最常见的反应是愤怒。“为什么是我?”“老天太不公平!”患者抱怨命运的不公平，同时可能无意识地迁怒于他人，对家人和医护人员提出诸多要求，而且显得格外挑剔和“难伺候”。家属常常感到无所适从，不知应当怎样应对和安慰病人。愤怒是病人面对残酷命运，感到绝望、无助、自怜又无能为力时的表现。病人的怒气并非是针对家属和医务人员的。护理人员应当理解患者的内心痛苦，尽可能满足病人的各种要求。不能因为病人“事多”而表现出厌烦情绪，否则病人会感到更加绝望和孤独。

3. 妥协期　患者经过了愤怒期，知道抱怨是没有用的，此后，病人的心情逐渐平静，开始理智地考虑一些现实的问题。他们对生命还怀有希望，开始希望通过采取某些措施而达到延长生存时间的目的。他们常常与医务人员商讨“如果我现在……能不能多活……（时间)”。在这一阶段，他们对治疗态度积极，非常合作和顺从。应当充分利用这段时间，调动病人的主观能动性，采取各种措施，延长病人的生存时间。

4. 抑郁期　病人认识到无论采取什么手段，都已经于事无补了，死亡将不可避免，患者真正绝望了。于是患者放弃了各种努力，精神开始衰退，日渐虚弱，情绪抑郁，对外界的事物完全丧失了兴趣，甚至不愿同最亲近的人接触。家人难以通过鼓励、劝导和支持来帮助病人改善情绪。患者开始现实地对待死亡，着手安排后事。这时应当告诉家属不必试图使患者高兴起来，试图使患者高兴是家属的希望而不是患者的愿望。病人已经认识到生命即将结束，感到悲哀是正常的，患者也有权利表达自己的悲哀。要让病人有机会表达出自己的情绪。当病人谈及死亡等内容时，家属和医护人员应当耐心倾听，给予及时而准确的回应，使患者感到被接纳。如果家属和医护人员不能理解和体会病人的心理要求，有意无意地回避谈论死亡问题，就会使病人感到自己的情感不被他人所接受，感到孤独和疏远，从而关闭了情感交流的通道。这样做不利于患者顺利度过抑郁期。

5. 接受期　如果病人得到亲人、朋友和医护人员的情感支持，顺利度过了抑郁期，就可能进入接受期。并不是每个临终病人都能够进入接受期，做到这一点需要病人和周围的支持者的共同努力，来之不易。在这一阶段，病人对死亡采取了接受的态度，能够平静地思考即将到来的死亡，对死亡已经做好了心理准备，以平和的心态迎接死亡的到来。这时，病人可以平静地回忆和评价自己的一生，与他人探讨人生的价值和意义，病人的谈话可能显现出从未有过的崇高。患者非常希望自己最亲近的人能够陪伴在身边，伴随自己走过人生的最后阶段。因此应当告知患者家属尽量陪伴病人，尽可能满足病人的心理需要。在这个阶段，护理人员除了满足病人的基本生理需要外，还应当保持与病人的交往，协助患者达成各种愿望，使患者在安详的气氛中走完人生旅途。

（二）心理护理

对临终病人的护理已经成为护理领域的一个研究方向。许多研究者对临终病人的护理进行过研究，提出了临终护理应当达到的目标。一般认为，对临终病人进行护理时应当努力达到的以下护理目标：

1. 使病人尽可能享受最后的时光，与亲人相伴，感受家庭的温暖和幸福。

2. 帮助病人尽可能完成未竟的工作或愿望，使患者临终前感到人生无憾，并获得最后的乐趣和满足。

3. 采取有效措施控制病人的疼痛，尽可能减少病人的痛苦和烦恼。

4. 尊重病人的愿望，让病人有尊严地离开人世。

第五节　临床常见病症的心理护理

一、疼痛病人的心理护理

（一）疼痛病人的心理特点

疼痛是许多疾病的常见临床症状，也是人们求医的常见原因。一方面，疼痛与机体组织的损伤相联系，是身体器官的物理、化学损伤或病变的结果；另一方面，疼痛又与某种心理状态相联系，常伴有不舒服、不愉快的情绪反应。总之，疼痛是一种非常复杂的心理、生理状态。

疼痛的心理学特点主要表现在：

1. 高度个体化的主观体验　病人的疼痛症状是否出现及疼痛强度总与其心理状态紧密相连，而且总与不愉快的情绪相伴随，如抑郁常引起慢性和持续性疼痛。

2. 具有明显的个体差异且不易适应　相同性质的痛刺激作用于不同个体，所伴发的心理反应可有很大差异。

（1）人格特征：如人格类型外向者较内向者的痛阈值高，对疼痛的耐受性更强，心理反应相对较弱。

（2）早期经验：如果父母在儿童受轻伤时泰然处之，则该儿童长大后疼痛阈值提高，对疼痛的耐受性增大。

（3）年龄及性别：一般儿童的疼痛感受性较高，特别是受到更多关注的儿童；成年人的疼痛感受性处于稳定水平；老年人的疼痛感受性也较高。此外，女性的疼痛敏感性高于男性。

3. 不同性质的疼痛刺激所伴随的心理反应存在很大差异　急性危重病人疼痛的心理反应主要表现为恐惧、紧张；慢性疼痛的心理反应主要表现为抑郁。

4. 疼痛对病人的心理具有双重意义　一方面，疼痛是一种心理防御性症状，用以表达个体隐蔽、无意识中进行的心理矛盾冲突，或不能实现的愿望；另一方面，疼痛引起的消极而不愉快的情绪反应又是不良刺激，可造成机体自主神经系统与内分泌系统功能的改变，对疾病的预后产生不良影响。

（二）疼痛病人的心理护理

疼痛，尤其是慢性疼痛，原因比较复杂，影响因素较多。所以，除对机体的组织损伤给予有效的治疗措施外，采用心理治疗和心理护理也具有良好的效果。

1. 减轻病人的心理压力　与病人建立相互信赖的友好关系，使病人感受到护士的关爱，可协助其克服疼痛；耐心倾听、鼓励病人表达其疼痛感受，以同情、安慰和鼓励的态度理解病人疼痛时的行为反应。以获得病人充分信任为基础，向病人解释疼痛的原因及规律性，减轻病人的焦虑、恐惧及抑郁情绪。

2. 分散注意力　分散病人对疼痛的注意力，可使其疼痛处于抑制状态，减轻其疼痛的感受强度。如可组织病人参加听音乐等感兴趣的活动；优美的旋律对缓解疼痛、减轻焦虑和抑郁均有良效；又如给病人打针时与之边交谈边注射或轻柔地局部按摩，也可分散病人的注意力，对减轻注射及疾病所致疼痛具有良好效果。

3. 暗示　消极暗示可引发或增加疼痛；积极暗示却可消除疼痛。故采用积极暗示可使病人放松、消除紧张，提高其痛阈值，对减轻疼痛或止痛有良好效果。如使用安慰剂，或合理利用某些医生的权威均可有效缓解病人的疼痛。

4. 指导想象　让病人集中注意力想象自己身处一个意境或风景，再配以优美音乐，可起到松弛和减轻疼痛的作用。做诱导性想象前，若让病人先行有节律的深呼吸，通过自我意识集中注意力，放松全身各部分肌肉，对减轻疼痛强度、增加耐痛力具有良好效果。

5. 行为自我控制训练　医护人员应帮助病人矫正不恰当的疼痛行为表现，如鼓励病人的积极行为表现，还可动员病人家属共同做好此项工作。

二、急危重症病人的心理护理

（一）急危重症病人的心理特点

1. 焦虑、恐惧　多发生在初入院的1～2天。急危重症病人病势凶险，救治困难，随时处于死亡威胁之中，他们会担心疾病的转归；加之病房的各种抢救仪器和设备、医护人员严肃的面孔及紧张的抢救过程等，可加重病人紧张、焦虑和恐惧的情绪。如急性心肌梗死的病人可因持续剧痛而产生濒死的极度恐惧、惊慌失措；急诊入院病人因突然离开熟悉的环境和亲人，所接触的人和环境都是陌生的，易产生分离性焦虑；伤残病人因自我完整性受损，担心将来影响工作和家庭生活，易产生阉割性焦虑。

2. 否认　病人进入监护室第2天即可出现否认心理，第3～4天达到高峰。主要表现为：否认自己有病；另一种虽承认生病的事实，但否认入住监护室的必要性。调查显示，约50%的急危重症病人出现否认心理。短期的否认对病人有一定的保护作用，可遏制极度恐惧对病人的伤害。但若长期存在否认心理则不利于病人适应疾病过程和康复，不利于病人树立战胜疾病的信心。

3. 孤独、忧郁　约30%的病人在入住监护室的第5天后出现孤独、忧郁情绪，且常与现实的丧失有关。其主要原因有5个：①与外界隔离；②入住者病情较重或病友之间较陌生、极少有交流的机会；③家属探视时间短；④医护人员忙于抢救工作而与其交谈机会少；⑤病人失去工作能力、生活无力自理、失去经济来源等。主要表现为消极压抑、悲观失望、自我评价降低、孤僻寡言，常感到孤立无助，严重时可出现自杀倾向。

4. 愤怒　如意外受伤者，因感觉委屈而愤怒；不治之症的病人因自认不该患某类疾病，或自感救治无望，抱怨命运不好，也易产生愤怒情绪；此外，持续疼痛也易转为愤怒。主要表现为烦躁、敌意仇恨、行为失控，吵闹哭泣、寝食难安，同时伴有心率加快，血压、血糖升高等。

5. 依赖　有些病人经精心治疗与护理，病情明显好转，允许其离开监护病房时，他们却因熟悉并习惯、认同监护病房环境对其生命安全有较大保障，而产生心理依赖，不愿意离开监护室。

（二）急危重症病人的心理护理

1. 针对负性情绪　负性情绪可增加病人病情复发、恶化的可能性，稳定病人的情绪是心理护理首要的工作任务：①热情接待，礼貌地询问病人或家属病情，沉着、冷静、有条不紊地进行抢救和护理工作，以恰当言行稳定病人的情绪，增加病人的安全感和对护士的信任感；②避免在病人面前谈论病情，如当面对病人说“病情太重”之类的话；③针对病人的愤怒，护士应充分理解其过激行为，不训斥病人，使其感受到医院的温暖和安全；④告诉家属在病人面前保持镇定的重要性，要求其尽量不在病人面前流露悲伤情绪，以免增加病人的心理负担；⑤鼓励病人合理宣泄，向护士或亲友倾诉烦恼，以缓解心理压力，稳定情绪。

2. 针对依赖　病人习惯了在监护室的环境，可对护士、亲友和同事的特别照顾产生依赖。依赖一方面有助于病人的遵医行为，有利其早日康复；但过度依赖不利于调动病人的主观能动性，有碍疾病好转。对此，护士要帮助病人形成明确、有积极意义、可实现的目标，使其从实现目标中获得自信和成就感，逐步摆脱依赖。

3. 针对否认　对病人短期的否认护士可不予纠正，但如果病人持续存在否认，则应引起注意。危机并不因病人的否认而消失，并且可能蔓延和加深。护士应鼓励病人接受患病事实，结合认知疗法，帮助病人纠正认知偏差，采取积极的应对策略。

4. 提供咨询　对因病情重、反复而对治疗失去信心的病人，要针对其原因提供心理咨询；必要时，可使其在了解病情的基础上积极配合治疗和护理；进行特殊治疗及检查前，向病人及家属介绍治疗的作用和意义、可能的并发症及副作用，以缓解病人的紧张情绪和心理压力。

5. 优化环境　要尽量创造舒适、安全、优美的治疗环境，减少或消除环境的不良刺激，促进病人身心舒畅、早日康复。

第六节　临床常见心身疾病的心理护理

一、心身疾病的概念

目前，心身疾病有狭义和广义两种理解。狭义的心身疾病是指心理社会因素在发病、发展过程中起重要作用的躯体器质性疾病，例如原发性高血压和消化性溃疡。广义的心身疾病则指心理社会因素在发病、发展过程中起重要作用的躯体器质性疾病和躯体功能性障碍。显然，广义的心身疾病包括了狭义的心身疾病和狭义的心身障碍。本书基本上采用这种广义的概念。为帮助理解，作为一种直观的思维方式，图 10－2 列出了心身疾病概念的相关关系，仅供参考。长期以来，心身疾病对人类健康构成严重威胁，是造成死亡率升高的主要原因，日益受到医学界的重视。

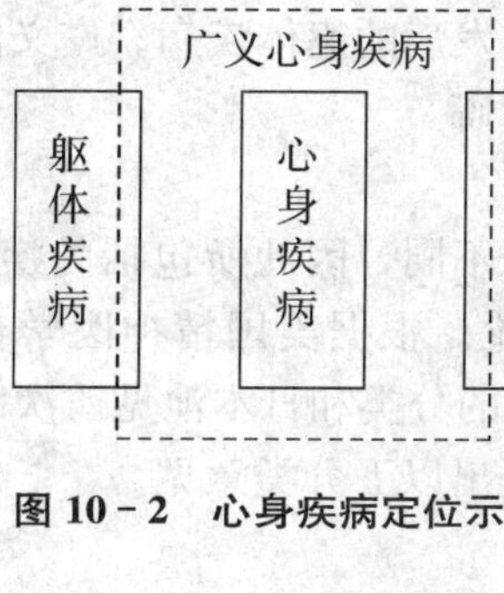

图 10－2　心身疾病定位示意图

在临床工作中可以看到不少疾病的发病与心理因素有关。情绪因素与疾病的关系是各科医学家所公认的，对情绪与疾病的关系的认识已经有很长的历史。在中国传统医学中把喜、怒、忧、思、悲、恐、惊叫七情，七情致病叫七情内伤。古代西方医学也有心身相关的记载，但由于历史条件的限制，没有得到较快的发展。20 世纪，弗洛伊德创建的动力心理学理论，强调心理因素对躯体的影响。他提出被压抑的情绪或心理冲突是导致人体功能失调而成为致病的动因。他通过对癔症的观察研究，认为潜意识中被压抑的心理冲突，可以影响神经肌肉运动和感觉神经功能障碍，这乃癔症的发病基础。从此以后，大部分医学家把心身疾病视为由心理因素为动因而导致的躯体的转换症候群。1950 年，亚力克山大和哈雷德等把转换反应与心身疾病区别为两个不同的范畴，提出原发性高血压、消化性溃疡、支气管哮喘、甲状腺功能亢进、神经性皮炎、溃疡性结肠炎和类风湿性关节炎为心身疾病。虽然亚力克山大的见解逐渐被接受，但仍有部分精神医学家主张器官性神经症应归属于心身疾病范围。也有一些医学家认为，除以上疾病以外，尚有不少疾病与心理因素有密切关系，因此，心身疾病的范围日益扩大。以上情况的发生，主要是由于心身疾病没有一个统一的、大家公认的确切概念和界定条件。因此，在国内外文献上可以看到各种各样的心身疾病的见解。以下就有代表性的见解加以介绍，并提出我们对于心身疾病的看法。

（一）心身疾病的概念与特征

美国 A. I. Kaplan 主编的《精神疾病诊断与统计手册》（第 3 版）（DSM－Ⅲ）（1983）把心身疾病叫做“心理因素影响的躯体疾病”，这类疾病由以下条件来界定：

1. 患者具有环境刺激导致的心理因素，这种心理因素在时间上与其躯体疾病的发生或加剧有联系。

2. 患者躯体上可以检查出器质性的病变或具有已知的病理生理过程，如呕吐、偏头痛等。

3. 疾病的开始不是由躯体的病变引起的，但是，其症状往往以某种躯体症状和体征表现出来。

日本池见酋次郎为心身疾病下的定义是：“心身疾病是以躯体症状为主，在诊断与治疗上，关于心理因素的考虑具有特别重要的意义的那些疾病。”此定义为日本心身医学会所接受。

日本石川中在所著的《心身医学入门》一书中把心身疾病按狭义和广义两个不同的概念加以界定。石川中（1978）认为：所谓心身疾病，①从狭义来说，是由心理因素而引起的躯体疾病；②从广义来说，虽是由于生物因素而引起的躯体疾病，但心理因素作为第二位的因素也起作用；以及③由心理因素而引起的精神疾病，但是表现为躯体症状。

综合国内外学者对于心身疾病的见解，结合我们自己的临床经验，我们认为，心身疾病是指心理社会因素作为重要原因参与发病的躯体疾病。广义的心身疾病包括那些具有明显躯体症状的器官性神经症或心理生理障碍。

（二）心身疾病的范围

世界各国对心身疾病的分类方法不同，因此所包括的疾病种类很不一致。到目前为止，我国尚没有统一进行过深入研究讨论。根据美国精神医学会《精神疾病诊断与统计手册》（第 3 版）（DSM－Ⅲ）关于心身疾病的分类和日本池见酋次郎参考美国分类提出的日本心身疾病分类，结合我们的临床经验，提出以下分类意见。

1. 内科心身疾病

（1）心血管系统心身疾病：原发性高血压、原发性低血压、冠状动脉粥样硬化性心脏病、阵发性心动过速、心动过缓、期前收缩、雷诺病（Raynaud's disease）、神经性循环衰弱症（neuro－circulatory asthenia）等。

（2）消化系统心身疾病：胃溃疡、十二指肠溃疡、神经性呕吐、神经性厌食症、溃疡性结肠炎、过敏性结肠炎、贲门痉挛、幽门痉挛、习惯性便秘、直肠刺激综合征。

（3）呼吸系统心身疾病：支气管哮喘、过度换气综合征、心因性呼吸困难、神经性咳嗽。

（4）神经系统心身疾病：偏头痛、肌紧张性头痛、自主神经失调症、心因性知觉异常、心因性运动异常、慢性疲劳等。

（5）内分泌代谢系统心身疾病：甲状腺功能亢进症、阿迪森病（Addison's disease）、副甲状腺功能亢进症、副甲状腺功能低下、垂体功能低下、糖尿病、低血糖。

2. 外科心身疾病　全身性肌肉痛、书写痉挛、外伤性神经症、阳痿、类风湿性关节炎。

3. 妇科心身疾病　痛经、月经不调、经前期紧张综合征、功能性子宫出血、功能性不孕症、性欲减退、更年期综合征、心因性闭经（psychogenic amenorrhea）。

4. 儿科心身疾病　心因性发热、站立性调节障碍、继发性脐绞痛、异食癖等。

5. 眼科心身疾病　原发性青光眼、中心性视网膜炎、眼肌疲劳、眼肌痉挛等。

6. 口腔科心身疾病　复发性慢性口腔溃疡、颞下颌关节紊乱综合征、特发性舌痛症、口臭、唾液分泌异常、咀嚼肌痉挛等。

7. 耳鼻喉科心身疾病　梅尼埃综合征（Meiner's syndrome）、咽喉部异物感、耳鸣、晕车、口吃。

8. 皮肤科心身疾病　神经性皮肤炎、皮肤瘙痒症、圆形脱发、多汗症、慢性荨麻疹、牛皮癣、湿疹、白癜风。

9. 其他与心理因素有关的疾病　癌症、肥胖症等。

二、几种常见心身疾病及其心理护理原则与方法

（一）原发性高血压

1. 人格特点　高血压病人大多有容易焦虑、易于激动、行为带有冲动性、求全责备、刻板主观等性格特点。研究发现，暴露于竞争情况下，A 型性格者（其特点为争强好胜、时间紧迫感、急躁与敌意）的血压和血浆肾素活性有较明显的升高，对应激呈现高反应性。也有西方学者认为，原发性高血压病人具有与冠心病病人类似的性格特点，即 A 型性格。

但关于原发性高血压病人的人格特征仍有争论，日本学者石川中认为，高血压病人的人格为多型性，如具有被压抑的敌意、攻击性与依赖性之间的矛盾，具有焦虑及抑郁的特点。即原发性高血压病人的个性特征并无特异性，它可发生于各种个性特征的个体，但经常处于焦虑状态和易发生心理冲突的个体发生高血压病的几率更高。

2. 心理特点

（1）焦虑、紧张：因高血压病程漫长，变化复杂；有些病人对其康复期望值往往过高；也有些病人根据其一知半解的知识，就对自己的身体状况持有疑虑，惶惶不可终日，担心高血压治不好会引起脑出血、半身不遂等并发症，最终导致焦虑、紧张情绪的发生。

（2）猜疑：高血压病人因久治不愈或反复发作，且目前高血压病大多采用单纯药物治疗的方法，效果并不十分满意。服药后，有些病人血压居高不下，也有些病人血压出现明显波

动，因为“久病成医”，病人了解自己所患疾病的不良预后等，所以内心缺乏安全感，常顾虑重重，敏感多疑。他们特别注意周围人的言行，而且对别人的观点往往持怀疑态度，总认为医生、护士或家属对其隐瞒真实病情。

（3）恐惧：近年来，越来越多的人对高血压及其后遗症有一定了解，高血压病人常因担心血压过高引起后遗症，从而生活不能自理、失去工作能力甚至致残等后果产生恐惧感。

（4）偏执：多见于知识分子或具有一定医学知识的高血压病人，他们虽然对高血压知识缺乏深入了解，却固执己见，希望医护人员按照其所认同的报纸杂志推介的办法，或生搬硬套书本上的治疗方法，对现行治疗方案总有不信任、不安全感。

3. 心理护理

（1）缓解心理应激原：社会环境、生活事件及心理状态等各种应激原均可诱发或加重高血压，而血压升高又加重病人的心理负担，导致情绪不稳定、终日忧心忡忡，结果使血压更加增高，病情进一步加重，从而形成恶性循环。心理护理的目的就是针对社会环境、生活事件及病人的消极心理状态等心理应激原采取有针对性的措施，打破“应激原→血压升高→负性情绪→血压更高”的恶性循环。

1）综合运用观察法和调查法，评估病人的心理状态，并了解近期内生活事件对病人的影响。护士一方面可通过直接观察病人的情绪和行为作出判断；另一方面可运用临床量表和行为问卷，评定病人实际的心理状态。

2）在了解病人心理状态及其生活事件的基础上，运用沟通技巧，有效缓解病人的心理压力，稳定病人的情绪，消除焦虑、恐惧、抑郁等不良反应对病人的负面影响。

3）帮助病人理清思路，恰当地评价自己的能力、所处社会环境及遭遇的生活事件，调节期望值与自身的能力使其相当，减少社会环境及生活事件的负性影响。

（2）指导病人实施自我心理护理：由于高血压病程漫长，变化复杂，一次治疗不能完全解决问题，因此，教会病人进行自我心理护理，做好自我心理调适，对提高其社会适应能力非常重要。

1）建立合理认知：从心理学角度看，病人的负性情绪并不是直接由高血压引起的，而是通过病人对高血压病的认知评价诱发的。合理的认知评价可以使病人保持情绪稳定，不合理的认知评价可诱发负性情绪。所以，护士应向病人提供高血压病的一般医学知识、病因、药物的用法及副作用，使其对高血压产生正确的认知，认识到高血压病并不可怕，不必惊惶失措，并做好充分的与疾病作斗争的心理准备。

2）控制情绪：告诉病人乐观大度的性格及平衡的心态对控制血压的重要性；教会病人情绪控制的方法，如在情绪失控前深呼吸，或者转移注意力，把注意力从消极情绪上转移到其他事情上去等，避免情绪波动对疾病的影响。

3）合理安排生活：指导病人合理安排工作和休息，保证充足的睡眠；鼓励病人适当参加活动，以利调整身心，稳定血压。

（3）疏导负性情绪：心理疏导可帮助病人正确认识疾病，采用积极应对策略，减轻疾病的身心损害，保持心理处于最适宜状态。

高血压病人往往自认为给家庭和社会造成负担，在其所承受的极大心理压力下，病人会改变行为模式和应对方式以努力适应环境。若病人自觉无力应对时，则会产生紧张、烦恼和愤怒。护士以言语为工具，通过与高血压病人的信息交流与反馈，引导其充分表达内心的隐情，实现从消极到积极的情绪反应、从逃避到面对现实的心理转化过程。具体措施如下：

1）帮助病人客观自知：护士以平等的态度与病人真诚交流，教育其不回避压力及压力源，寻求合理的解决方式，学会积极的应对策略。有研究表明，应对作为影响应激反应结果的重要中间变量，具有增加或降低应激水平的作用，不同的应对方式可导致不同的应激反应水平，高血压病人采用积极应对方式控制血压比采用消极应对方式更好。

2）帮助病人了解自己：高血压病人存在自我能力评估的两种倾向，一种是估计过高，多见于年轻的人群，他们平素身体健康，认为高血压不算病，没必要紧张，常出现不遵医嘱服药等现象，反而使病情加重。另一种是评估过低，多见于病程长的病人，他们往往对治疗失去信心，不愿按时服药，很不利于血压的有效控制。此时护士应提示病人客观了解并依据其实际状况评价自身能力，以采取适当、符合自身状况的治疗行为。

3）鼓励病人宣泄压力：为防止过高的压力导致患者的情绪、行为发生改变，甚至人格解体和精神崩溃，护士应及时鼓励高血压病人以宣泄减轻其精神压力。如可通过向亲友诉说、写日记等方式宣泄心中的烦恼、压力。

4）引导病人的能动性：鼓励病人增强同疾病作斗争的勇气和信心，使之明白其心理困惑需靠自己解决，逐步激发病人自我领悟、自我认识和自我矫正的能力，充分调动其治疗的主观能动性，以达到解除负性情绪、进一步巩固疗效的目的。

（二）冠心病

1. 人格特点　A型人格（Type A Behavior Pattern，TABP）被认为是冠心病病人的典型人格特征。美国心脏病专家弗里德曼（Friedman）和罗森曼（Rosenman）等发现冠心病病人的行为特征与健康人群的差异很大，冠心病病人多好胜、竞争心强、不怕困难、勇于进取。他们性格外向、锋芒毕露、说话急速有力、易急躁、易怒、好激动、不能容忍自己看不惯的事情。他们不知道休息和照料自己，不会享受生活的乐趣，整天处于“紧张状态”。与上述行为特点有明显差异者被称为B型行为（TBBP）。他们不争强好斗、无竞争压力、办事慢条斯理、不慌不忙、工作有主见、不易受外界干扰。紧张工作后能愉快地休息，拿得起放得下，能自行宽慰，消除各种烦恼。为证实A型行为与冠心病的相关性，弗里德曼等的前瞻性研究结果证实：A型行为者患冠心病的危险性约为B型行为者的两倍。A型行为确实是冠心病的危险致病因素，而非冠心病的结果。

2. 心理特点

（1）恐惧：恐惧是冠心病病人最主要、最普遍的心理状态，也是促使其病情恶化的原因。病人主要表现为神情紧张、惊惶失措、语调低沉、不敢活动、害怕死亡即刻降临。有的病人外表看似十分平静、少言寡语，但实际其内心的恐惧却可能非常强烈。

（2）焦虑：冠心病病情痊愈过程较长，容易反复，再加上病人对自己的病情及预后普遍不了解，注意力总是集中于身体的不适，所以，病人对疾病顾虑重重，担心疾病能否完全治愈、是否会引起心血管以外的疾病、是否遗留后遗症等。

（3）抑郁：抑郁情绪往往发生于病人住院第3天后，因为病人担心生病会导致个人独立性的丧失、收入减少、地位改变、性功能障碍或躯体活动受到影响等，因而常表现出抑郁情绪。主要表现为：情绪低落、悲哀、失眠、食欲减退、反应迟钝等。

（4）依赖药物：病人对药物依赖心理较重，认为只要坚持服药，疾病就会有所好转。但依赖药物的心理有时可提高药物疗效，甚至使某些并无特效的药物起到安慰剂的效用。

3. 心理护理

（1）纠正不合理认知：由于我国冠心病的发病率和死亡率呈逐年上升趋势，人们往往

“谈冠心病而色变”，认为冠心病也等于不治之症，严重影响康复信心。因此，改善其不合理的认知，对于病人保持良好的情绪非常重要。

具体方法：帮助病人了解心脏的结构、冠心病的形成原因及常见诱发因素，使病人对疾病形成正确的认识。帮助病人了解冠心病用药的一般知识，以便合理运用药物的心理效应，最大限度地发挥药物的生理效应，克服不利于疾病康复的依赖心理。

（2）实施行为矫正：尽管冠心病病人的A型行为特征一般会获得社会赏识，但他们患冠心病后，意识到竞争和敌意等行为可加重心悸、胸闷、乏力等病症，便可产生改变原有行为的动机，也可使其行为矫正训练收到效果。

1）评估病人是否属于A型行为。虽然A型行为特征的个体易患冠心病，但并非所有冠心病病人都具有A型行为特征。

2）帮助病人实施行为矫正训练前，护士先与病人一起研究制订训练计划，明确训练目标，确定其需矫正之处，如对自己期望值过高、太过强烈的竞争意识和敌意等；并分析病人产生此类行为的心理根源。

3）制订具体的矫正目标：目标设置应循序渐进，使病人经过努力能够达到，使病人看到希望，积极配合治疗；另外，目标必须具体，要针对病人的实际情况。

4）设置评价标准：标准要符合病人的实际情况和要求，病人感到满意是达成目标的关键。

5）具体矫正措施：首先，督促病人每天记录其主观的紧张或紧迫感。其次，进行放松训练。放松训练是一种启发病人通过沉思冥想、放松心身的行为训练方式，通过训练使病人达到主观的安静状态，使交感神经兴奋性降低，逐渐产生安详和幸福的感觉，此状态有利于改善病人的负性情绪。最后，教会病人降低紧张感的训练方法，如通过自我控制技术学会自控行为。自我控制技术分两个阶段：①自我监督阶段，要求病人记录其紧张感在什么情况下发生以及与什么因素有关等。通过一段时间的记录，使病人逐渐认识紧迫感对冠心病的危害性。②自我强化阶段，通过自我奖励或惩罚，强化其适应行为，减弱其易诱发冠心病发作的危险因素。

此外，护士应明白行为矫正训练效果取决于病人本人，护士只能提出建议，真正的实施还必须通过病人；要求病人亲友参加，为病人提供社会支持，也有利于督促病人行为的改变。

（3）稳定情绪：研究人员发现，紧张对于心脏病病人来说，突发的危险会大大增加。

美国研究者对1 600名个体进行研究发现，在大发雷霆后2小时内，心脏病发作的危险增加一倍。另有研究发现，在亲人死亡后的24小时内，因为忧伤，引起心脏病发作的危险增加14倍。也有证据表明恐惧和紧张与心脏病发作的关系，海湾战争中“飞毛腿”导弹发起攻击时，虽然没有人因导弹造成死亡，但因心脏病发作而死亡的人数却明显增加。所以，培养病人保持积极的情绪状态至关重要。

1）评估病人的情绪状态：护士可通过密切接触或应用量表评估病人的情绪状态，并通过访谈了解引起病人负性情绪的原因，以此为依据劝解、开导病人，改善情绪障碍。

2）指导病人合理自我暗示：自我暗示是利用心理状态的可变性，主动使疾病所致消极、不良的心理状态，转变成可增强抗病能力的积极、良好的心理状态。其实质是自觉地诱发积极、良好的心理状态。自我暗示方法有很多种，语言自我暗示是常用方法之一，病人可运用语言自我暗示诱发积极情绪并保持之。如病人可常提醒自己“慢一步”，遇事告诫自己“冷静、沉着、不要焦躁”，并经常暗示自己“冠心病没什么可怕的，我一定能有决心战胜疾病!”等。

3）指导病人处理各种关系：针对病人的A型人格特征，指导病人凡事不要过分追求十全十美；以平和的心态对待各种竞争，合理调整期望值；正确对待其与环境的关系，随遇而安；生活中按照有进有退、有所为有所不为的原则，避免过大心理压力而引发消极情绪等。

4）指导病人消除负性情绪：如向知己、亲友倾诉；或以写日记的方式，说出心中烦恼、压力或矛盾；或以听音乐减压，轻松欢快的音乐能促使人体分泌一些有益于健康的激素、酶、乙酰胆碱等活性物质，从而调节血流量和兴奋神经细胞；旋律优美的音乐可使人心旷神怡、情绪安静、轻松愉快、忘记烦恼；有时自吟自唱也不失为消除消极情绪的方法。

（4）正确的健康指导：指导病人合理的饮食、起居，劳逸结合；矫正嗜烟或酒、过食等不良行为；忌看易致激动的电影、书籍等，避免情绪激动、精神紧张等诱发心绞痛或心肌梗死。

（三）支气管哮喘

1. 人格特点　早年的相关研究发现，支气管哮喘病人具有依赖性强、较被动顺从、敏感、易受暗示、情绪不稳定、希望被人照顾和自我为中心等特点。这主要是因为过度焦虑、依赖及心理压抑等因素影响自主神经系统，继而影响支气管平滑肌，导致哮喘发作。

近年的研究认为：①支气管哮喘没有单纯或统一的人格类型；②许多哮喘病人（约占1/2）有强烈的乞求他人（特别是母亲及其替代者）保护的潜意识，且此意识使病人对与母亲分离特别敏感；③特殊的乞求愿望由母亲对哮喘儿童的态度所引起。儿童期，母亲若过分关注患儿的哮喘行为，可使儿童通过操作学习机制形成条件反射，致哮喘发作更容易延续。哮喘患儿一旦住院，治疗方案不变，只是医务人员不像其父母那般对患儿的哮喘发作过分焦虑，反而利于其病情改善。但对哮喘儿童及其家庭的研究并未找到单一型式的母子关系。

2. 心理特点

（1）紧张、焦虑：支气管哮喘初次发作时，由于发病突然，症状明显，病人极度呼吸困难而不能平卧，甚至影响病人饮食、睡眠和正常的语言交流，而且病人对本病缺乏足够的了解和心理准备，往往产生紧张、焦虑。

（2）烦躁、恐惧：因哮喘多在夜间发作，病人自觉呼吸困难、胸闷、被迫坐位、张口呼吸、发绀、大量出汗、易疲劳；哮喘持续发作时，支气管舒张剂均无效，致使病人筋疲力尽，有濒死感。病人易表现出烦躁、恐惧，对各项检查和治疗缺乏耐心和信心，过于担心疾病预后。

3. 心理护理

（1）发作期：此期患者最典型的心理问题是紧张、烦躁。心理护理的重点是提供心理支持。护士要尽量解除病人的顾虑。当哮喘症状不能很快缓解时，病人表现出消极、悲观情绪，心理护理的重点应是针对病人的病情，耐心、细致地解释与安慰，多使用支持、鼓励性的语言，使之树立战胜疾病的信心；通过榜样示范，如请疗效好、乐观的病人现身说教，告之负性情绪对缓解症状的不利影响，改善病人的消极情绪。

（2）缓解期

1）了解发作诱因：支气管哮喘的病因目前虽不十分清楚，但一致认为主要原因是过敏和自主神经功能紊乱，重要诱因是情绪的强烈变化。故当病人哮喘状态有所缓解时，护士应耐心询问或与病人共同分析其哮喘发作的具体原因。

2）针对性心理护理：如果病人由于沮丧、失望、恐惧等紧张情绪诱发哮喘，即针对造成其紧张情绪的事件，采取相应的情绪疏导，缓解病人的紧张；如果病人因周围有人哮喘发作，导致其情绪紧张，随之即感憋闷、呼吸困难、哮喘发作，可在条件许可时使病人尽量远离刺激源，或实地训练和帮助病人克服敏感、焦虑、抑郁等不良人格特征。

3）指导病人自护：病人有时会根据其经验，每当哮喘发作之前，即出现精神紧张，将注意力集中于对发病的恐惧，反而促成发病。针对此类病人，护士应指导病人进行心理的自护。指导病人感到哮喘发作征兆时保持镇静，把注意力转移到其他事情上。可建议病人建立一份“档案”，记录每次发作的时间、轻重程度、周围环境、当时的情绪、有无其他特殊事件、疲劳或剧烈活动等，以便找出其哮喘发作的诱发因素，采取适当措施避免疾病复发。

（四）消化性溃疡

1. 人格特点　20 世纪 30 年代，Dunbar 等发现溃疡病人具有负责、进取、强烈的依赖愿望，易怨恨、常压抑愤怒等人格特征。其后国外学者用艾森克人格问卷进行严格的配对研究，发现消化性溃疡病人具有内向及神经质的特点。其人格特点一般表现为孤独、缺少人际交往、被动拘谨、顺从、依赖性强、缺乏创造性、刻板、情绪不稳定，遇事过分思虑，愤怒而常受压抑。由于其惯于自我克制，使之应激时情绪不得宣泄，从而使迷走神经反射更为强烈，胃酸和胃蛋白酶原水平增高明显，易诱发消化性溃疡。

另有许多研究表明，虽然人格特征与消化性溃疡有关，但并无特异性，如十二指肠溃疡病人存在不同的人格特征，75.4％有明显的焦虑倾向，24％为神经质型，51％为依赖型，而24.6％的病人无病理型人格特征。

2. 心理特点

（1）焦虑：此类病人的主要临床表现为慢性、周期性、节律性上腹部疼痛，胃溃疡表现为进食疼痛—自我缓解，十二指肠溃疡表现为疼痛—进食后缓解。由于疼痛影响病人的休息和工作，所以进餐前后病人往往表现出紧张、焦虑的情绪。另外，病人经常担心进餐后疼痛出血，故整日惶恐不安，情绪极不稳定。

（2）抑郁：病人因疾病久治不愈或反复发作，自认拖累亲人，给家庭造成经济负担，常常自卑、自责、唉声叹气。

（3）恐惧：病人对疾病可致并发症有一定程度的了解，当其发生腹痛时，常担心腹痛加剧并导致胃穿孔，害怕大出血严重致死而精神极度紧张、恐惧。而当其紧张、恐惧时，胃收缩明显增强或痉挛，胃酸分泌增多，可致溃疡加重，形成恶性循环。

3. 心理护理　鉴于精神因素在消化性溃疡的发生、发展过程中的重要影响，尤应重视病人的心理护理。

（1）对疾病的合理认知：病人的焦虑、抑郁及恐惧情绪，多与其缺乏正确认知疾病有关。护士应运用通俗易懂的语言，向病人介绍疾病诊治的相关知识，消除其曲解和误区，随时耐心细致地解答病人的疑问，使病人了解所患疾病的病因、特点、控制方法及治疗手段，逐渐树立战胜疾病的坚定信心。

（2）提供心理支持：病人因担心大出血而经常处于精神紧张甚至恐惧状态，不利其康复。护士应及时缓解病人的心理压力，改善其负性情绪状态。

1）建立和谐的护患关系：心理支持的必要条件是护士以言语和行为关心、体贴病人，与病人建立良好的人际关系，以对其心理、情绪进行准确而深入的分析与评估，取得病人的信任。

2）倾听：适时的心理护理有时不在于护士向病人讲，而在于听。护士应认真倾听，鼓励病人说出内心压力、烦恼及其原因，使其通过倾诉获得轻松感。

3）鼓励与安慰：护士应充分理解病人，以同情、支持、鼓励和安慰，使病人体验到被理解、被关心，从而振作精神。另一方面，护士除提供疾病的相关知识外，还应帮助病人客观对待他人及其生活事件，正确面对生活中的挫折与失败，提高心理耐挫力，减少负性情绪。

4）解释：使病人深刻认识到负性情绪对其疾病的消极影响，教会病人运用自控技术调节负性情绪，防止疾病复发及促进疾病的良好转归。

另外，护士应为病人营造温馨氛围、安静环境，让病人在轻松愉快的气氛中放松身心，恢复平和心态，达到消除不良情绪、有利于疾病的转归和康复之目的。

(3) 加强健康指导：鉴于此病有反复发作的倾向，且随着溃疡反复发作，并发溃疡出血、穿孔、梗阻使癌变的机会也增多，健康指导的重要内容是指导病人预防复发。护士应针对性地做好出院病人的心理护理。指导病人保持平和心态，保持心情愉快，避免精神紧张，减少负性情绪诱发疾病的几率，合理安排工作与生活等。

（五）恶性肿瘤

1. 人格特点　近年来，学者们就恶性肿瘤病人的人格特征进行了大量研究。虽未得出一致结论，但多数研究倾向于癌症病人具有C型人格特征。

其特征是：情绪表达（即向外释放）减少和压制情绪（特别是愤怒、怨恨、攻击、敌意等负性情绪）反应。主要表现为与他人过分合作，原谅一些不该原谅的行为，尽量回避各种冲突，不表达愤怒等负性情绪，屈从于权威等。他们常自感无所依靠、无能为力而处于情绪低沉、悲观、绝望状态。

相关研究发现，具有C型人格特征者，癌症发病率较非C型人格者高3倍以上；但并非所有C型人格特征者一定患癌症。不良的社会心理因素对癌症具有促发作用。许多资料证明，忧郁、失望和难以解脱的悲哀是癌症的先兆。恶劣情绪可能是癌症的活化剂，它可降低和抑制机体的免疫能力，减弱免疫系统识别及清除恶性细胞的监视作用，从而使恶性细胞株得以增殖。

2. 心理特点　癌症一直以其高病死率使几乎所有人"谈癌色变"。尽管随着医疗技术的不断进步，癌症病人的存活率和临床治愈率明显提高，但病人仍因面临死亡威胁而承受着巨大的心理压力。了解癌症病人的心理反应特点，对实施有效的心理护理具有重要意义。根据病人对其疾病的了解程度可将病人的心理特点划分为三个阶段。

(1) 发现期：某人在体检时被发现占位性病变等征象，便会自然联想是否患恶性肿瘤。此时，病人的心理特点主要表现为焦虑伴侥幸。病人一方面因害怕恶性肿瘤被证实而焦虑，另一方面又存在"结论错误"的侥幸心理。此期病人多急于四处求医，奔波于很多医疗机构和医生之间以求确诊，是否恶性肿瘤的矛盾心理一直持续到获知疾病真相。

(2) 确认期：一旦被确诊为恶性肿瘤，病人的主要心理特点为：

1）恐惧：这是病人得知患病之初的最典型表现。由于人们对恶性肿瘤的认识仍存在不同程度的片面性，认为患恶性肿瘤等同于被判死刑，因而最强烈的心理反应是恐惧，并伴有惊恐、心慌、眩晕、晕厥甚至木僵状态等。女性病人常因惧怕而哭泣。有的病人表现出敌视态度，以此发泄其内心的恐惧。

2）怀疑与否认：被确诊为恶性肿瘤，病人一方面恐惧，另一方面又怀疑医院误诊。许多病人不愿也不敢相信其患肿瘤的事实，便借助“否认”心理来应对恐惧。主要表现为：烦躁、紧张、焦虑，极力否认患病事实，到各大医院重复检查，八方寻医求证等。

3）愤怒与沮丧：一旦患恶性肿瘤被证实，病人可有愤怒、攻击性行为等表现。有的病人会变得沮丧、悲观，感叹命运对自己不公，甚至绝望，出现轻生念头或自杀行为。

4）认可和依赖：随着时间推移，病人的幻想破灭，不得不接受患恶性肿瘤的事实时，其情绪会逐渐趋于平静。此时，病人表现为既不痛苦也不害怕，显得十分平静。但多数病人不能恢复病前的情绪状态，长期表现出抑郁和悲伤。

另外，病人会出现强烈的依赖心理。一方面依赖家属和医护人员，他们非常愿意与家人相伴，以得到精神的鼓励和安慰，也希望得到医护人员更多的关心和照顾；另一方面也产生较强的依赖药物和相关治疗的心理特点。

（3）治疗期：此期病人的心理活动常随着治疗及病情变化而变化。如采用手术治疗的病人，会表现出手术前后的心理特点；放疗和化疗的病人可由于治疗的毒副作用，出现痛不欲生等严重的心理反应。

3. 心理护理　诸多的研究表明：恶性肿瘤病人的心理活动、情绪好坏、生活态度等，对病症的转归与康复起着至关重要的作用。临床治疗恶性肿瘤不仅为延长病人的生命，更需重视提高病人的生活质量，恶性肿瘤病人的心理护理应引起医护人员的高度重视。

（1）慎重告之诊断：研究表明，医生和亲属对已确诊为恶性肿瘤的病人，采取对其保密的做法弊多利少。那样做不利于病人建立足够的精神准备，无法有效地激发、调动其机体抵御癌细胞的能力。但考虑到病人的机体已受癌细胞侵害，为避免其再受精神压力，保密的动机无可非议。故在实际工作中，护士需因人而异，根据病人的人格特征、适应能力、病情轻重、病程及对恶性肿瘤的认识等，慎重决定如何告知病人真相及告知的时间。

（2）协助行为矫正：研究证明，C型行为特征与患癌症有很高的相关性，心理护理还应配合医生做好病人的行为矫正。护士可通过了解病人的生活方式、行为习惯，与病人共同分析其生活方式、行为与肿瘤发生、发展、治疗、转归的关系，使病人认同不健康生活方式及行为的危害性并加以矫正，做到生活有序，心身松弛，情绪乐观。

（3）积极心理暗示：晚期恶性肿瘤病人常受到持续、顽固性疼痛的折磨，盼望有特效药物减轻其痛苦。为避免病人产生药物依赖，护士可运用言语暗示法，如告诉病人“这种药物止痛效果很好，你的疼痛会很快减轻……”通过言语暗示不仅可发挥药物的心理效应，减轻病人的疼痛，也可避免药物成瘾。

正如异常心理可致癌，健康心理同样是抗癌的重要条件。事实证明，乐观抗争癌症的个体，携癌生存或延长生命的机会更多。护士应告诉病人：虽已身患癌症，但其免疫系统仍在与癌症抗争，如指导病人经常运用自我暗示法，暗示“体内的抗癌大军——免疫杀伤细胞，正在主动攻击肿瘤细胞，肿块在慢慢缩小”。这不仅可使病人由消极被动治疗转变为积极主动治疗，还可提高病人战胜疾病的勇气和信心。

（4）实施心理疏导：许多癌症病人确诊后，因长期处于负性情绪状态，可使机体的神经-内分泌-免疫网络进入负面调节，免疫功能急剧降低，加速肿瘤恶化。护士要为病人实施积极的心理疏导和调整，使其即时宣泄紧张、恐惧等不良情绪。

1）纠正错误认知：虽然“癌症不等于死亡”的理念已为不少人接受，然而谈癌色变者仍然很普遍，癌症病人更是情绪低落、忧心忡忡。大量研究表明，凡能正确认识癌症，保持良好心态的癌症病人，其五年生存率显著提高。故纠正患者对癌症的错误认知，乃维护其乐观情绪的第一要素。具体做法：加强恶性肿瘤科普知识的宣教，使病人了解恶性肿瘤虽是严重威胁人类健康的疾病，但只要及时发现、及时治疗，自身保持积极的心理状态，恶性肿瘤有可能治愈；即使不能完全治愈，也可提高生存质量等。

2）放松训练：指导病人通过听音乐、静思、放松心身的行为训练方式，达到改善焦虑、抑郁等不良情绪的目的。

3）给予信息支持：在疾病的不同阶段给予病人各种信息支持。如诊断后，病人需要关于疾病预后、治疗等信息支持；住院治疗，病人需要物质的支持；晚期、临终阶段，病人需要情感的支持。在疾病的不同阶段、根据病人不同需求给予信息支持，可消除病人恐惧绝望情绪，恢复心理平衡。

（5）引导有效应对：由于恶性肿瘤本身带给病人极度的恐惧和忧虑，使其不敢正视疾病，出现否认、攻击、依赖等消极防卫反应，可对治疗及预后造成不利影响。护士应引导病人恰当运用心理防御机制，如可运用转移机制，使病人及时疏泄紧张、恐惧等，提高生存质量，延长生命。

（6）强化社会支持：家庭成员的支持和照顾对提高病人的生活质量举足轻重，因为家人最了解病人的心理状态、性格、行为方式和生活习惯，提供的关爱和支持为其他人难以替代。护士应关注每位病人的社会关系网，尽力做好患者亲属的开导和劝慰工作，使之克服悲观失望情绪，协同医护人员做好病人的心理支持，使病人积极配合治疗与护理。此外，单位领导的关怀，同事、亲朋的探望慰问，也可为病人提供相应的心理支持。

（7）榜样示范：病友的榜样示范作用，对增强病人抗击癌症的决心具有非常重要的作用。首先，护士有责任创建积极的群体氛围，使每位病人都感受正性的影响。其次，组织病人与“抗癌明星”座谈，请“明星”讲述其与肿瘤抗争、身体康复的经历与经验，使病人从“明星”的现身说法中获得巨大的心理支持和情感鼓励。此外，鼓励病友间的讨论和交流，如练气功等康复方法促进康复的益处，既有利于病人逐渐恢复体能，也有助于病人获得良好心境。还可引导病人紧密结合自身状况，积极参与讨论，说出所面临的问题及如何提高生存质量等，使病人在群体抗癌中得到心理支持与安慰。

（六）糖尿病

1. 心理特点

（1）负性情绪：由于糖尿病是一种难以治愈的终身性疾病，至今尚未找到根治的药物和方法，随着病程进展还会出现多种并发症。所以，一旦个体被确诊患有糖尿病，往往出现焦虑、恐惧、悲观及失望等负性情绪，主要表现为情绪低落、失去生活信心，或害怕死亡、精神高度紧张，甚至感觉过敏。

（2）怀疑、拒绝：有些病人不愿接受不同于他人的生活方式，易拒绝胰岛素治疗和血糖检查，或放弃精心安排的治疗饮食。有的病人因早期症状较轻或无症状，以为只是血糖高对身体并无大碍，也会拒绝治疗；有的病人怀疑医生诊断有误，拒绝改变饮食习惯。此心理特点会阻止病人适当的自我监护，导致病情加重。

（3）厌世：随着病程迁延，机体多个系统受到累及，可引发较严重的并发症，若此时仍治疗效果不佳，病人很可能抗拒治疗，自暴自弃。甚至不信任医护人员，主要表现为表情冷漠、对所有事情均无动于衷。

2. 心理护理　临床观察发现，大多数糖尿病病人除有临床症状，还不同程度地存在着感知、思维、情感、性格等方面的障碍。单纯应用药物治疗糖尿病，疗效往往不够理想，若同时配合心理疗法，可收到单纯药物治疗达不到的效果。

（1）情绪疏导：研究证明，情绪应激状态可引起血糖大幅度波动，促使体内酮体的出现和增高。当病人产生抑郁、绝望等负性情绪时，可伴发尿糖升高及胰岛素需要量的增加；当病人心情舒畅时，可出现尿糖减少及胰岛素需要量的减少。可见情绪可影响病人的血糖控制，重视病人的情绪疏导有利其疾病的转归。

1）真诚交流：针对具体病情，护士以鼓励性语言与病人沟通与交流，满足他们被爱、被关心、被尊重的心理需求，帮助其解除心理顾虑，消除负性情绪，充分调动其主观能动性。

2）鼓励病人倾诉：病人可因永无尽头的自我护理感到心灰意冷；或当病人按计划控制饮食、坚持有规律的运动，按规定剂量注射胰岛素后，血糖仍未控制时，就会意志消沉，对治疗失去信心。如果病人长期得不到倾诉机会，很容易出现心理障碍。护士应鼓励病人倾诉心中的压力与烦恼，一是护士做耐心、值得信赖的倾听者，鼓励病人倾诉，给病人以安慰与帮助；二是鼓励病人向关心他的亲友倾诉，以获得他们的理解与支持；三是鼓励病人向专业心理咨询人员倾诉。

3）转移注意力：有些病人在确诊后，精神紧张，全部注意力集中于糖尿病，担心病情变化，整日胡思乱想，深陷苦恼和忧愁。特别在目睹其他病人伴发糖尿病坏疽、眼底出血等并发症时，更是紧张、恐惧，甚至夜不能寐。对此类病人，护士可用言语予以疏导，或鼓励病人多参加户外活动，促其转移对疾病的高度关注。

4）提供积极信息：给病人提供明显好转的病例，告诉病人只要系统治疗就能控制血糖、预防并发症的发生，使病人心情舒畅，减轻心理负担，并树立战胜疾病的信心。另外，及时向病人反馈病情好转的信息，使其看到希望，心情舒畅。

（2）健康教育：此类教育主要通过有计划、有目的、有评价的教育活动帮助病人掌握疾病的相关知识，重建对疾病的合理认知，改变其不健康的行为，以预防疾病，促进健康和提高生活质量。

1）教育前评估：首先，了解病人对糖尿病的认知；其次，评估病人的糖尿病知识，如饮食、活动、用药等知识，糖尿病的病因、预防和治疗等；再次，了解病人对健康的需求及其与糖尿病有关的不良行为和习惯。

2）选择教育内容：根据病人的文化程度、接受能力、态度、兴趣及需求等，选择教育内容，制订健康教育计划。纠正病人的错误疾病认知，使之知晓糖尿病并非不治之症，只要合理控制饮食、适当运动、科学用药、保持良好情绪即可控制病情，像健康人一样工作、学习和生活。鉴于糖尿病与生活方式的关系十分密切，护士可据前期评估结果，确定如何宣传糖尿病与生活方式的关系，帮助病人改变不良行为习惯，形成健康的生活方式。

3）确定教育方式：对住院病人，共性问题可采取小组教育的形式，或发放健康指导手册、利用病房走廊、宣传栏等；有特殊需求的病人，如老年病人、受教育程度低的病人等，可采取个别教育的方式。

4）效果评估：健康教育效果评估应贯穿整个教育过程，通过护患交流、知识问答等形式，以便及时发现问题、及时采取相关措施，保证健康教育的连贯性和实效性。

（3）鼓励参与：消除病人因患病而感觉孤独的最好方法是鼓励病人积极参与相关活动，如可鼓励其与病友交流；也可向病人提供当地的病友俱乐部，使病人在团体组织中学习、适应患病后的生活，建立有益于健康的生活方式。

(4) 倡导身心自护：糖尿病是终身性疾病，住院相对短暂，绝大部分时间在院外治疗，倡导病人学会身心自护具有积极意义。

1) 正确认识糖尿病：告之病人虽然目前的医疗技术水平尚不能根治糖尿病，但是经过医患共同努力，糖尿病完全可以控制，病人完全可以像正常人一样生活、工作和学习，并享受正常寿命，使病人有信心战胜疾病。

2) 放松情绪：告之病人情绪变化与血糖的关系，使病人明白保持稳定、乐观情绪的重要性，在生活中时刻提醒自己保持乐观态度，克服动辄发火的暴躁情绪，养成大度、遇事冷静的习惯，对生活充满热情，使身心处于最佳状态。心理负担重时可向家人或医护人员倾吐，以解除和排遣压抑的情绪。

3) 愉悦心情：①和谐工作、家庭环境；②适当参加活动，如气功、太极拳、听音乐、外出旅游等都是身心放松的好方法，既可保持心情舒畅，也有利于降低血糖。

(七) 甲状腺功能亢进症（甲亢）

1. 心理特点

(1) 情绪不稳，易激惹：由于甲状腺激素对中枢神经系统的作用，甲亢病人常表现出烦躁不安、情绪不稳定、易激惹等，常因一些小事导致纷争，事后常后悔，心理十分矛盾。有的病人可体验自己易激惹、急躁，遇事不能控制，常坐卧不安。

(2) 敏感多疑：甲亢病人十分敏感、多疑，总认为别人对自己不满、有意刁难，不易与人合作，对一些非原则性问题纠缠不休，对疾病顾虑重重，想方设法了解病情。若得不到满意答复，则焦虑不安。

(3) 淡漠：多见于淡漠型甲亢病人。此类病人多发生在年龄较大人群，主要表现为神经抑制，如情绪淡漠、抑郁、反应迟钝、嗜睡、乏力，易诱发甲亢危象。

2. 心理护理　临床上经常可见甲亢病人经过药物治疗后，心悸和乏力等症状好转，心情烦躁依然存在，故对甲亢病人还必须加强心理护理。

(1) 实施心理疏导：情绪障碍可促使病情加重或出现甲亢危象，病情发展又可使病人产生更强烈的情绪反应，二者互为因果关系。因此，情绪疏导对促进病人身心康复非常重要。

1) 对情绪易激惹的病人，护士应向病人耐心解释甲亢得到控制后其情绪即会好转。一方面，医护人员要自始至终保持热情、耐心，让病人产生信任、亲切感，尽量消除易引起病人激动的因素，减少矛盾激化。另一方面，指导病人适度宣泄情绪。有病人认为："我有病，我的心情不好，我就可以发脾气"，并想借此取得他人同情。护士要使病人明白，冲动只会使病情迁延并影响疗效，指导病人向其最亲近、最理解自己的亲友尽情倾诉消极情绪；也可将内心的消极情绪通过写文章或写日记等方法记录下来，使其得到排解。另外，还可以通过运动或哭泣等方法宣泄消极情绪。

2) 对敏感多疑的病人，护士应对其病情变化给予耐心细致的解释，消除其顾虑，争取病人的积极主动配合。护士要经常与病人谈心，在交谈过程中密切观察其心理变化，交谈时尽量减少病人的疑虑。

3) 对淡漠的病人，由于此类病人很少向医护人员诉述，也不与病友或者家属交谈，故护士要主动热情地关怀病人，安排好其治疗和生活，鼓励病人与其周围人多交流，培养他们关心周围人和事物的积极性。

(2) 争取亲友的理解配合：鉴于病人的性情较病前有明显改变，有些亲属因不理解病人性情变化，易与病人发生碰撞。故护士要向病人家属讲解病人性情变化的原因、治疗甲亢的各种方法及其优缺点，以取得其理解和配合，使之协调其与病人的关系，多关心、体贴、理解病人，尽量减少对病人的不良刺激或压力，努力营造安静、和睦、宽容的家庭生活，协助医护人员调动病人的积极性。

（八）青光眼

1. 心理特点　青光眼的主要病症是眼睛胀痛并伴剧烈头痛等，其治疗方法以药物治疗和手术治疗为主，病人通常具有疼痛病人、手术前后病人的共同心理特点。

（1）紧张、恐惧：主要见于急性青光眼病人。由于发病急、症状重、视力急剧下降等，病人害怕失明，加之病人对眼病和眼科手术缺乏正确认识，担心手术意外、并发症和后遗症等，易产生紧张和恐惧等反应。

（2）忧虑、担心：病人十分担心不知能否恢复视力，担忧日后的生活，往往焦躁不安，顾虑重重。尤其多见于无住院史或无手术史者。

（3）烦躁、冲动：有些病人性格急躁，情绪易激动，可因大发脾气而引起青光眼急性发作，发病后更急躁，情绪难于控制。术后病人出现烦躁，多因不适应双眼包扎所致。

2. 心理护理　眼睛是人体最敏感的器官，视觉占人们感知外界事物所接受信息量的83%。眼睛患病后，病人心理上将承受极大压力，积极主动的心理护理至关重要。

（1）提供相关信息：因病人大多不良心理反应源自其缺乏对青光眼及眼科手术的相关知识，护士首先要使病人了解青光眼的发生、发展及最终后果（失明）等；对手术病人，消除其侥幸心理，术前深入浅出地介绍手术的意义、方法和预后等，使病人做好心理准备。

（2）提供心理支持：护士要体谅病人，做到耐心、热情，不可强制、责难和斥责，给病人以同情、安慰与鼓励，使其在住院期间感受到安全与温暖；引导家属安慰病人，帮助病人从惊慌、沮丧心态中解脱。此外，充分利用病友的资源，请病友现身说法，鼓励病友感情上相互支持。

参考书目

[1] 李心天．医学心理学．北京医科大学、中国协和医科大学联合出版社，1998.

[2] 胡佩诚．医护心理学．北京医科大学出版社，1998.

[3] 洪炜．医学心理学．北京医科大学出版社，1996.

[4] 胡佩诚．心理治疗．人民卫生出版社，2007.

[5] 陈力．医学心理学．北京大学医学出版社，2003.

[6] 方芸．护理心理学．河北教育出版社，1996.

[7] Michael Gelder. 牛津精神病学教科书 4 版. 四川大学出版社，2004.